《药品使用风险管理实用手册》系列丛书

帕金森病治疗用药

风险管理手册

中国药品监督管理研究会药品使用监管研究专业委员会◎组织编写

金鹏飞◎主编

中国健康传媒集团
中国医药科技出版社

图书在版编目（CIP）数据

帕金森病治疗用药风险管理手册 / 金鹏飞主编；中国药品监督管理研究会药品使用监管研究专业委员会组织编写 .— 北京：中国医药科技出版社，2022.12

（《药品使用风险管理实用手册》系列丛书）

ISBN 978-7-5214-3496-5

Ⅰ . ①帕…　Ⅱ . ①金… ②中…　Ⅲ . ①帕金森综合征—用药安全—风险管理—手册　Ⅳ . ① R742.505-62

中国版本图书馆 CIP 数据核字（2022）第 204148 号

策划编辑　于海平　**责任编辑**　王　梓　曹化雨

美术编辑　陈君杞　**版式设计**　也　在

出版　**中国健康传媒集团** | 中国医药科技出版社

地址　北京市海淀区文慧园北路甲 22 号

邮编　100082

电话　发行：010-62227427　邮购：010-62236938

网址　www.cmstp.com

规格　787 × 1092 mm $^{1}/_{32}$

印张　4 $^{1}/_{4}$

字数　75 千字

版次　2022 年 12 月第 1 版

印次　2022 年 12 月第 1 次印刷

印刷　三河市万龙印装有限公司

经销　全国各地新华书店

书号　ISBN 978-7-5214-3496-5

定价　35.00 元

内容提要

本书为《药品使用风险管理实用手册》系列丛书之一，主要从帕金森病治疗药品遴选、采购、储存、处方、调配环节风险管理，特殊患者使用管理和用药教育等方面阐述药品的信息、风险点、风险因素等内容。

本书可供医师、药师、护师参考使用。

丛书编委会

本书编委会

主　　编　金鹏飞
副 主 编　陈　峋
编　　委　孙雪林　朱柏霖　朱愿超
审　　稿　闫素英
策　　划　北京北方医药健康经济研究中心
监　　制　中国药品监督管理研究会
　　　　　药品使用监管研究专业委员会

序

新时代，在我国创新驱动战略背景下，新药审评速度加快，新药上市层出不穷，给患者带来更新更快的治疗服务。但是，我国药品监管力量依然薄弱，科学合理审评面临巨大挑战。中国药品监管科学研究是为确保公众用药安全、有效、合理，不断提高公众健康水平而开展的一系列探索所形成的理论，以及手段、标准和方法。党中央、国务院高度重视药品安全，在监管体制改革、法规建设、基础建设等方面采取了一系列有力措施。随着我国经济社会发展步入新的时代，人民生活不断提高，公众对药品安全有效保证的要求不断增长，对药品的合理使用也更加关注。一旦药品安全发生问题，如不能迅速有效的妥善解决，不仅会威胁群众生命安全和社会安全，给群众和社会造成不可挽回的损失，严重时甚至会引发社会的不稳定。广大药师必须牢记保护和促进公众健康的初心和使命，努力建设强大的科学监管体系，同时必须大力推进监管科学发展与进步，进而实现药品科学监管。

目前，中国制药企业众多，中西药产品数目庞大，在中国加强药品使用风险评估与管理十分必要。参考先进国家新药监管经验，追踪国际最新研究动态，促进中国药品监督管理部门与医疗行业从业人员及患者社会之间的协作、沟通、交流，进而建立符合中国实际情况具有中国特色的药品使用风险监测评估管理体系，对于我们医疗从业人员来说，任重而道远。丛书针对以上现状，从药品进入医疗机构中的各环节作为切入点，分别列举各环节药品的风险，提出相应的管理措施，并对已知风险、未知风险和信息缺失内容予以标明，形成一部药品风险管理过程中的实用手册。作为我国药品风险管理相关的第一套按疾病治疗类别分册的专业书籍，以期为药品的临床使用风险管理提供参考依据，减少或避免用药风险，推动药品合理使用，促进医疗资源优化。力争成为医师、药师和护师的日常药品临床使用风险管理的专业口袋书。

医疗机构作为药品使用的最主要的环节，也是药品风险高发的区域，药品管理法对其药事管理提出明确要求，包括“医疗机构应当坚持安全有效、经济合理的用药原则，遵循药品临床应用指导原则、临床诊疗指南和药品说明书等合理用药，对医师处方、用药医嘱的适宜性进行审核。”这就要求药师在药品管理和合理用药指导等方面具有相应的技术能力并有据可依。本丛书按照疾病治疗类别分册介绍，从药品概述，药品遴选、采购与储存环节风险管理，临床使用管理，特殊患者使用管理和用药教育等多方面药品的信息、风险点、风险因素等进行梳理。本丛书旨在为医师、药师和护师提供用药指导和帮助，确保患者安全用药、降低药品风险，实现广大民众健康水平不断提高的崇高目标。在此特别撰文推荐。

谨此。

原国家食品药品监督管理局局长

中国药品监督管理研究会创会会长

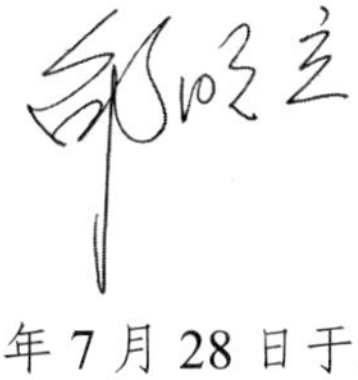

2022 年 7 月 28 日于北京

编写说明

2017年6月中国国家药监部门加入ICH，开始加快接受并实施ICH相关技术指导原则的步伐。ICH E2系列指导原则的全面实施，将推动我国制药企业及医疗机构对药物研发、审批与上市后阶段药物安全和药物风险管理（PV）的认识和关注，也使得理解并建立PV体系、培养PV人才的迫切性和必要性日渐凸显。2019年新修订《药品管理法》也为药物警戒和药品风险监测提供了法律支撑。药品使用风险管理是一项非常艰辛的工作，药物风险管理评价，用于高风险药物识别、风险来源判断和风险干预，是患者用药安全的根本保障。

作为一名几十年工作在一线临床服务的老药师，一直希望在上市药品准入、临床用药风险管控上编写一套管理工具式的实用丛书，以分析及寻找用药发生危险的根本原因，并制定相应的解决问题的措施，能从根本上解决药品使用管理中的突发问题，既可减少医师、药师、护师的个人差错，更能寻找临床治疗冰山之下的风险因素，使同样的问题不再发生，将处于萌芽状态的风险苗头从根源处消灭。

《药品使用风险管理实用手册》系列丛书的出版，为我国临床医师、药师和护师提供了一部临床实用且可操作的指导用书，详细说明了药品在医疗机构使用过程中各环节存在的风险和风险因素并提出相应的管理措施；立意独特创新，编写过程始终坚持人民健康至上；依照现行有关法规编写，基于循证证据、运用质量高、时效性强的文献，保障内容的权威性；根据各类别药品特性编写内容及表现形式，重点提示有风险点的环节；包括更多临床用量大、覆盖率高的药物。

药品使用风险管理是一个新学科，是药物警戒的重要组成部分，是公众用药安全的重要保障，是我国药品科学监管领域的重要课题；药品使用风险管理不是简单的用药指南，也不同于以往的不良反应监测或合理用药的概念，而是涵盖了药品的研究、生产、流通、使用的全部过程，是各阶段互相结合的、宏观的、系统的认知；因此，丛书在新时代编写的意义重大，为保障公众用药的安全，减少伤害，降低医患风险提供强大的专业支撑。丛书设计合理，组织严密，在国家卫健委、国家药监局的指导下，在众多医院药学先锋的探索下，借鉴国际药品风险管理安全目标与实践经验，强化信息技术监管和质量环 (PDCA)、品管圈、模式分析、根本原因分析等多种管理学习与应用，医、药、护人员的风险管理能力会逐步提升，全国医院临床药学的整体管理水平也会更上一层楼。

希望未来，我国在药品风险管理体系建设方面再接再厉，逐步提升中国药师价值，也进一步优化药师队伍，持续强化上市后药品风险管理培训，双轮驱动，相辅相成，定能帮助患者及医务人员营造一个更安全的医疗环境。

胡　欣

2022 年 8 月 1 日于北京

前言

《药品使用风险管理实用手册》系列丛书作为中国药品监督管理研究会药品使用监管研究专业委员会围绕“建体系、防风险、保安全”开展的学术研究成果的一部分，其目的是提高广大药师对药品使用各环节中风险管理的认知，给予临床医师、药师、护师必要的用药指导以预防和降低用药风险，保障患者用药安全。帕金森病是老年人群的常见病、多发病，本书聚焦帕金森病治疗药物的风险管理。

本书共分为七章，内容涉及帕金森病治疗药品概述、遴选、采购、贮存、处方、调配、特殊患者用药、不良反应、患者用药教育等多方面的风险管理及相关内容。第一章为帕金森病治疗药品概述，包括帕金森病治疗药品介绍、国内已上市药品信息及常见的风险点管理；第二章阐述药品遴选环节、采购入库环节及贮存环节的风险管理；第三章重点介绍处方环节风险管理，包括适用人群、用法用量、药物相互作用等；第四章阐述调配环节风险管理，涉及处方审核和看似听似药品的风险评估；第五章论述特殊患者的用药管理，包括老年、妊娠期、哺乳期、肝肾功能不全患者的用药管理；第六章介绍不良反应/不良事件及并发症的风险管理，包括药物不良反应与防范措施、帕金森病的运动并发症及非运动并发症风险管理；第七章阐述对患者的用药教育，以提高患者的用药依从性，降低用药风险。

我们希望能通过本书的编写发行，抛砖引玉，使帕金森病药物治疗的管理更趋完善和规范，也希望本书能成为临床医师、药师和护师日常用药的工具书，为建立我国医院药品风险管理体系尽绵薄之力。

编　者

2022 年 10 月

目录

第一章

药品概述

第一节　帕金森病治疗药品介绍　/ 2
第二节　国内已上市药品信息　/ 6
第三节　常见的风险点管理　/ 11

第二章

药品遴选、采购与贮存环节风险管理

第一节　药品遴选环节风险管理　/ 14
第二节　采购入库环节风险管理　/ 15
一、采购环节风险管理　/ 15
二、生产企业与规格　/ 17
第三节　贮存环节风险管理　/ 21
一、保存条件　/ 21
二、有效期　/ 21

第三章

处方环节风险管理

第一节　适用人群风险管理　/ 25
一、适应证风险管理　/ 25
二、禁忌证风险管理　/ 31
第二节　用法用量风险管理　/ 37
一、用法用量　/ 37
二、药物过量　/ 49
第三节　药物相互作用　/ 53

第四章

调配环节风险管理

第一节　处方审核　/ 64
第二节　看似听似药品的风险评估　/ 65

第五章

特殊患者使用管理

第一节　老年人用药风险管理　/ 71
第二节　孕妇与哺乳期妇女用药风险管理　/ 74
一、孕妇　/ 74
二、哺乳期妇女　/ 78

第三节　肝肾功能不全患者用药风险管理　/ 81
一、肝功能不全患者　/ 81
二、肾功能不全患者　/ 84
第四节　儿童及其他特殊患者用药风险管理　/ 88

第六章

不良反应 / 不良事件及并发症的风险管理

第一节　药品不良反应与防范措施　/ 91
第二节　帕金森病的运动症状及并发症风险管理　/ 99
第三节　帕金森病的非运动并发症风险管理　/ 105

第七章

用药教育与患者随访

一、用药教育　/ 111
二、患者随访　/ 115

第一章

药品概述

第一节 帕金森病治疗药品介绍

1. 帕金森病概述与治疗原则

帕金森病（Parkinson’s disease）是一种常见的中老年神经系统退行性疾病，主要以黑质多巴胺能神经元进行性退变和路易小体形成的病理变化，纹状体区多巴胺递质降低、多巴胺（DA）与乙酰胆碱（ACh）递质失平衡的生化改变，震颤、肌强直、动作迟缓、姿势平衡障碍等运动症状和睡眠障碍、嗅觉障碍、自主神经功能障碍、认知和精神障碍等非运动症状的临床表现为显著特征。

帕金森病需采取综合、全程和多学科治疗，包括药物治疗、手术治疗、康复治疗、心理干预、运动疗法及照料护理等，其中药物治疗为首选。用药原则以达到有效改善症状、避免或降低不良反应、提高工作能力和生活质量为目标。早期诊断、早期治疗，不仅可以更好地改善症状，而且可能达到延缓疾病的进展。应坚持“剂量滴定”以避免产生药物急性不良反应，力求实现“尽可能以小剂量达到满意临床效果”的用药原则，避免或降低运动并发症尤其是异动症的发生率。治疗既要遵循循证医学证据，也应强调个体化特点，尽可能避免、推迟或减少药物的不良反应和运动并发症。抗帕金森病药物治疗时不能突然停药，特别是使用左旋多巴及大剂量多巴胺受体激动剂时，以免发生撤药恶性综合征。

2. 帕金森病治疗药品介绍

目前临床上有多种可以有效改善帕金森病的药品。每一类药物都有各自的特点，在临床选择药物时应做到个体化用药，根据患者的个人情况，如年龄、症状表现、疾病严重程度、共患病、工作和生活环境等进行药物选择和调整。帕金森病患者要严格遵守个体化、定时的抗帕金森病药物治疗方案。由于疾病的复杂性，每个患者的给药间隔都是独特的。

复方左旋多巴：主要包括多巴丝肼、卡左双多巴、复方卡比多巴。左旋多巴是治疗帕金森病的标准疗法，是帕金森病药物治疗中最有效的对症治疗药物。左旋多巴及复方左旋多巴进入中枢后转变为多巴胺，补充纹状体中多巴胺（DA）的不足，使 DA 和乙酰胆碱（ACh）两种递质重新取得平衡，而产生抗帕金森病的作用。复方左旋多巴常释剂具有起效快的特点，缓释片维持时间相对更长，但起效慢、生物利用度低，是晚发型帕金森病患者或运行功能改善需求高的年轻患者的首选药物。

多巴胺受体激动剂（DAs）：DAs 是一种与多巴胺结构不同但能像多巴胺一样激活多巴胺受体的药物，起到类似多巴胺一样的作用。DAs 包括麦角类和非麦角类，其中麦角类由于可能引起瓣膜病变的严重不良反应，临床已不主张使用，目前临床主要使用非麦角类作为早发型患者病程初期的首选药物，包括普拉克索、罗匹尼罗、吡贝地尔、罗替高汀等。

单胺氧化酶B型（MAO-B）抑制剂：MAO-B抑制剂能够抑制纹状体中的MAO-B，减少DA降解，增加DA在脑内的浓度；抑制突触处DA的再摄取而延长多巴胺作用时间；抑制DA氧化应激过程中羟自由基和超氧阴离子的形成，从而保护黑质DA神经元，延缓神经元变性和帕金森病症状的发展。MAO-B抑制剂包括第一代的司来吉兰及第二代的雷沙吉兰，此类药物在目前抗帕金森病药物中可能有一定的疾病修饰作用。

儿茶酚-*O*-甲基转移酶（COMT）抑制剂：COMT的作用是将左旋多巴代谢为3-*O*-甲基多巴（3-OMD）。其抑制剂是一种可逆的、特异性的、主要作用于外周的COMT，通过抑制外周的COMT酶减少左旋多巴代谢，使颅内左旋多巴的含量增加，起到增强左旋多巴治疗效果的作用。代表药物有恩他卡朋、托卡朋以及与复方左旋多巴组合的恩他卡朋双多巴片（恩他卡朋/左旋多巴/卡比多巴复合制剂），按剂量不同包括50mg/12.5mg/200mg、100mg/25mg/200mg、150mg/37.5mg/200mg等剂型。在疾病早期首选恩他卡朋双多巴片治疗可以改善症状。需强调的是恩他卡朋、托卡朋须与复方左旋多巴同服，单用无效。

抗胆碱能药：能够选择性阻断纹状体的胆碱能神经通路，而对外周作用较小，从而有利于恢复帕金森病患者脑内多巴胺和乙酰胆碱的平衡，改善患者的帕金森病症状。代表药苯海索主要适用于有震颤的患者，而对无震颤的患者不推荐应用。对 60 岁以下的患者，需告知长期应用可能会导致认知功能下降，所以要定期筛查认知功能，一旦发现认知功能下降则应停用；对 60 岁以上的患者尽可能不用或少用，若必须应用则应控制剂量。

金刚烷胺：其抗帕金森病机制主要是促进纹状体多巴胺的合成和释放，减少神经细胞对多巴胺的再摄取，并有抗乙酰胆碱作用，从而改善帕金森病患者的症状。对少动、强直、震颤均有改善作用，对改善异动症有效。

第二节　国内已上市药品信息

国内已上市的帕金森病治疗药品信息见表 1-1。

表 1-1　帕金森病治疗药品信息（以原研药或常用药为代表）

通用名	商品名	上市许可持有人	活性成分	批准文号	药品本位码	规格
复方左旋多巴						
多巴丝肼片	美多芭	罗氏	左旋多巴，苄丝肼	H10930198	86900723000205	左旋多巴 200mg，苄丝肼 50mg
卡左双多巴缓释片	息宁	默沙东	卡比多巴，左旋多巴	HJ20160372 HJ20160371	86978893000387 86978893000394	卡比多巴 50mg，左旋多巴 200mg
复方卡比多巴片	西莱美	精华制药	卡比多巴，左旋多巴	H10950085	86901622001126	卡比多巴 25mg，左旋多巴 250mg

续表

通用名	商品名	上市许可持有人	活性成分	批准文号	药品本位码	规格
多巴胺受体激动剂						
盐酸普拉克索片	森福罗	勃林格殷格翰	普拉克索	H20140917 J20180038	86980023000051 86900638000246	0.25mg
				H20140918	86980023000068	1.0mg
				H20140916	86980023000075	0.125mg
盐酸普拉克索缓释片	森福罗	勃林格殷格翰	普拉克索	J20160080	86900638000130	0.375mg
				J20150017	86900638000109	0.75mg
盐酸罗匹尼罗缓释片	力备	葛兰素	罗匹尼罗	HJ20150414	86978477000130	2mg
				HJ20150415	86978477000154	4mg
				HJ20150424	86978477000147	8mg
吡贝地尔缓释片	泰舒达	施维雅	吡贝地尔	H20140104	86979020001376	50mg

续表

通用名	商品名	上市许可持有人	活性成分	批准文号	药品本位码	规格
罗替高汀贴片	优普洛	优时比	罗替高汀	H20180028	86978930000202	4.5mg/10cm^2（释药 2mg/24h）
				H20180027	86978930000196	9mg/20cm^2（释药 4mg/24h）
				H20180029	86978930000219	13.5mg/30cm^2（释药 6mg/24h）
				H20180026	86978930000189	18mg/40cm^2（释药 8mg/24h）
甲磺酸溴隐亭片	佰莫亭	Gedeon Richter Plc	溴隐亭	HJ20160170	86979164000112	2.5mg
甲磺酸 -α- 二氢麦角隐亭片	克瑞帕	意大利多帕药业	α- 二氢麦角隐亭	H20171130	-	20mg

续表

通用名	商品名	上市许可持有人	活性成分	批准文号	药品本位码	规格
单胺氧化酶 B 型抑制剂						
盐酸司来吉兰片	咪多吡	Orion Corporation	司来吉兰	HJ20160342	86978700000197	5mg
甲磺酸雷沙吉兰片	安齐来	Teva Pharmaceutical Industries Ltd.	雷沙吉兰	H20170336 H20170337	86978914000259 86978914000266	1mg
儿茶酚 -*O*- 甲基转移酶抑制剂						
恩他卡朋片	珂丹	Orion Corporation	恩他卡朋	H20160680	86981686000013	200mg
托卡朋片	森得宁	-	托卡朋	H20050206	86902602000214	100mg
恩他卡朋双多巴片	达灵复	Orion Corporation	左旋多巴，卡比多巴，恩他卡朋	HJ20181001	86978700000203	左旋多巴 50mg，卡比多巴 12.5mg，恩他卡朋 200mg
				H20181002	86978700000227	左旋多巴 150mg，卡比多巴 37.5mg，恩他卡朋 200mg
				H20181219	86978700000258	左旋多巴 200mg，卡比多巴 50mg，恩他卡朋 200mg

续表

通用名	商品名	上市许可持有人	活性成分	批准文号	药品本位码	规格
恩他卡朋双多巴片	达灵复	Orion Corporation	左旋多巴，卡比多巴，恩他卡朋	H20171148	86978700000210	左旋多巴 100mg，卡比多巴 25mg，恩他卡朋 200mg
抗胆碱能药						
盐酸苯海索片	-	-	苯海索	H32023129 等	86901500000401 等	2mg
其他						
盐酸金刚烷胺片	-	-	金刚烷胺	H31020280 等	86900804000490 等	100mg

第三节　常见的风险点管理

（1）采购与储存　药品遴选应在药事管理与药物治疗学委员会框架下实行集体决策，利益回避。从有效性、安全性、经济性、适宜性等方面考虑。帕金森病治疗药物多为口服制剂及外用制剂，储存条件多为常温、密封保存，不同药品对贮存的光线、温度及湿度的要求也略有不同。

（2）适应证　参照各药国内批准说明书的适应证，结合《中国帕金森病治疗指南》，综合考虑患者的疾病特点，选择药物。

（3）禁忌证　对药品及其辅料过敏者禁用，同时关注药品和患者伴随疾病之间的禁忌。

（4）用法用量　参照各药国内批准说明书，结合《中国帕金森病治疗指南》，制定个体化用药剂量。

（5）药物相互作用　从药动、药效、不良反应等方面考虑药物相互作用，避免不良药物相互作用。另外，应考虑帕金森病药物的联合应用。

（6）药品调配　药品存在“看似”“听似”等易混淆问题，调配时应注意。

（7）特殊患者使用管理　老年，妊娠期，肝肾功能不全等患者的使用。

（8）不良反应/不良事件及并发症　药物使用过程中可能会发生不良反应/不良事件，帕金森病进展和治疗过程也会出现运动并发症和非运动并发症，治疗过程中应予以全面考虑。

（9）用药教育　治疗过程中应告知患者药物使用的注意事项、可能发生的不良反应、监测指标等。另外，帕金森病患者存在用药依从性不高的情况，应通过用药教育，提高依从性。

2

第二章

药品遴选、采购与贮存环节风险管理

第一节　药品遴选环节风险管理

药品遴选应在药事管理与药物治疗学委员会框架下实行集体决策，利益回避。遵循以下遴选原则：

（1）临床必需　医疗机构合理选药用药的基础，多维度全面评价药品的临床必需性，包括是否符合流行病学特点、药物临床使用率及使用情况、罕见病用药、特殊人群用药。

（2）临床有效　药品在指南中评价等级越高，其有效性也越肯定；相反若药品在指南中为弱推荐或无推荐，则说明药品在该疾病中治疗价值不大。

（3）安全性　全维度评价，包括不良反应发生率及严重程度、说明书标示的禁忌证及药物相互作用、药物警戒、安全性证据及级别。

（4）经济性　在临床必需、安全有效的前提下，汇总药品同通用名及主要适应证可替代药品的价格，计算日均治疗费用，评价药品经济性。

（5）药剂学与使用方法　药品主要成分、辅料及剂型在临床治疗使用的适宜性，考察给药剂量、给药频次及使用方法是否具有临床优势，是否便于临床使用。帕金森病患者通常需剂量滴定，故应根据临床需要，合理配备规格。

（6）政策属性　药品是否被最新版《国家基本药物目录》《国家基本医疗保险、工伤保险和生育保险药品目录》或地方医保药品目录收载，是否为国家集采药品、国家谈判药品。

（7）生产企业评估　根据企业规模、配送情况、药品抽检合格率、不良记录、企业信誉、企业核心竞争力对药品进行全维度评价。

（8）其他属性　根据药品贮藏条件和药品效期，评价药物稳定性及药品管理便利性，优先选择常温贮藏、效期长的药品；根据药品全球使用情况，评价药品应用范围。

第二节　采购入库环节风险管理

一、采购环节风险管理

根据《药品经营质量管理规范》《药品流通监督管理办法》《医疗机构药品监督管理办法》，采购入库环节风险管理措施见表2-1。

表 2-1　采购入库环节风险管控点

风险点描述	风险管控措施	信息来源
	采购	
采购人员	医疗机构使用的药品应当按照规定由专门部门通过采购平台统一采购，禁止医疗机构其他科室和医务人员自行采购	《医疗机构药品监督管理办法》
购进渠道	1. 索取、查验、保存供货企业有关证件，确定供货单位的合法资格，所购入药品的合法性 2. 核实供货单位销售人员的合法资格 3. 与供货单位签订质量保证协议 4. 真实完整的药品购进记录。药品购进记录必须注明药品的通用名称、生产厂商、剂型、规格、批号、生产日期、有效期、批准文号、供货单位、数量、价格、购进日期	《药品经营质量管理规范》《药品流通监督管理办法》
采购票据	应当索取、留存供货单位的合法票据，并建立购进记录，做到票、账、货相符。合法票据包括税票及详细清单，清单上必须载明供货单位名称、药品名称、生产厂商、批号、数量、价格等内容，应当保存至超过药品有效期1年，但不得少于3年	《医疗机构药品监督管理办法》《药品经营质量管理规范》《药品流通监督管理办法》
	入库	
入库差错	1. 收货人员应当核实运输方式是否符合冷链运输要求；药品到货时对其运输方式及运输过程的温度记录、运输时间等质量控制状况进行重点检查并记录 2. 核对药品，做到票、账、货相符 3. 验收药品应当按照药品批号查验同批号的检验报告书。检验报告书应当加盖其质量管理专用章原印章	《药品经营质量管理规范》

续表

风险点描述	风险管控措施	信息来源
药品入库	4. 验收药品应当做好验收记录，包括药品的通用名称、剂型、规格、批准文号、批号、生产日期、有效期、生产厂商、供货单位、到货数量、到货日期、验收合格数量、验收结果等内容。验收人员应当在验收记录上签署姓名和验收日期	《药品经营质量管理规范》
记录保存	验收记录必须保存至超过药品有效期 1 年，但不得少于 3 年	《医疗机构药品监督管理办法》

二、生产企业与规格

帕金森病治疗药品生产企业与规格见表 2-2。

表 2-2　帕金森病治疗药品企业与规格

通用名	商品名	规格	生产企业	性状
复方左旋多巴				
多巴丝肼片	美多芭	左旋多巴 200mg 与苄丝肼 50mg（相当于盐酸苄丝肼 57mg）	上海罗氏制药有限公司	着色片
多巴丝肼胶囊	优多巴	左旋多巴 200mg 与苄丝肼 50mg（相当于盐酸苄丝肼 57mg）	上海益生源药业有限公司	着色片

续表

通用名	商品名	规格	生产企业	性状
卡左双多巴缓释片	息宁	每片含卡比多巴 50mg 和左旋多巴 200mg	杭州默沙东制药有限公司	淡粉色、略带黄色的椭圆形片
复方卡比多巴	西莱美	卡比多巴 25mg，左旋多巴 0.25g	精华制药集团股份有限公司	淡蓝色片
多巴胺受体激动剂				
盐酸普拉克索片	森福罗	以盐酸普拉克索一水化合物计：0.125mg；0.25mg；1.0mg	上海勃林格殷格翰药业有限公司	白色片
盐酸普拉克索片	齐舒宁	以盐酸普拉克索计：0.125mg；0.25mg；0.5mg；1mg	齐鲁制药（海南）有限公司	白色片
盐酸普拉克索缓释片	森福罗	以盐酸普拉克索一水化合物计：0.375mg；0.75mg；1.5mg；3.0mg；4.5mg	上海勃林格殷格翰药业有限公司	白色圆形片或白色椭圆形片
盐酸普拉克索缓释片	索普乐	以盐酸普拉克索一水化合物计：0.375mg；0.75mg	浙江京新药业股份有限公司	白色或类白色片
盐酸罗匹尼罗缓释片	力备	以罗匹尼罗计：2mg；4mg；8mg	GLAXO WELLCOME, S.A.	本品为粉红色（2mg 规格）或浅棕色（4mg 规格）或红色（8mg 规格）薄膜衣片，除去包衣后为三层片，第一层和第三层显黄色，中间层显白色

续表

通用名	商品名	规格	生产企业	性状
盐酸罗匹尼罗片	枢复来	以罗匹尼罗计：0.5mg	重庆植恩药业有限公司	类白色至浅黄色片
吡贝地尔缓释片	泰舒达	以吡贝地尔缓释计：50mg	Les Laboratoires Servier Industries	红色缓释包衣片，除去包衣后显白色
罗替高汀贴片	优普洛	4.5mg/10cm^2（释药 2mg/24h）；9mg/20cm^2（释药 4mg/24h）；13.5mg/30cm^2（释药 6mg/24h）；18mg/40cm^2（释药 8mg/24h）	UCB Pharma S.A.	本品为贴剂，包括背衬层、保护层和基质三部分，保护层为透明的薄膜，方形圆角，与基质和背衬层尺寸大小相同，被 S 形线分成两部分；基质是白色或类白色不透明、无可见晶体的黏附物；背衬层的一面为米色至浅棕色，另一面完全被基质所覆盖，方形圆角
甲磺酸溴隐亭片	佰莫亭	以溴隐亭计：2.5mg	匈牙利吉瑞大药厂	本品为类白色片，一面刻有数字 2.5，另一面有刻痕
甲磺酸-α-二氢麦角隐亭片	克瑞帕	20mg	POLICHEM S.r.l.	本品的活性成分为乳白色或白色颗粒状粉末

续表

通用名	商品名	规格	生产企业	性状
单胺氧化酶 B 型抑制剂				
盐酸司来吉兰片	咪多吡	5mg	Orion Corporation	本品为白色或类白色片，圆形、凸面、无包衣，直径 6mm
盐酸司来吉兰片	金思平	5mg	山东绿叶制药有限公司	本品为白色或类白色片
甲磺酸雷沙吉兰片	安齐来	以雷沙吉兰计：1mg	Teva Pharmaceutical Industries Ltd.	本品为白色或类白色片
甲磺酸雷沙吉兰片	雷吉克	以雷沙吉兰计：1mg	常州四药制药有限公司	本品为白色或类白色片
儿茶酚 -*O*- 甲基转移酶抑制剂				
恩他卡朋片	珂丹	0.2g	Orion Corporation	本品为橙棕色椭圆形薄膜衣片，除去包衣后显黄色
托卡朋片	森得宁	100mg	河北爱尔海泰制药有限公司	本品为着色的薄膜衣片，除去包衣后显黄色
恩他卡朋双多巴片	达灵复	左旋多巴 100mg，卡比多巴 25mg，恩他卡朋 200mg	Orion Corporation	本品为棕红色或灰红色薄膜衣片，除去包衣后显黄色或橙黄色，并带有白色斑点。其中恩他卡朋双多巴片 50mg/12.5mg/200mg 一面上标有“LCE50”

续表

通用名	商品名	规格	生产企业	性状
抗胆碱药物				
盐酸苯海索片		2mg	江苏天士力帝益药业有限公司	白色片
其他				
盐酸金刚烷胺片		0.1g	上海信谊万象药业股份有限公司	白色片

第三节 贮存环节风险管理

一、保存条件

国内已上市的该类药品，均要求密封保存。药品对贮存的光线、温度及湿度的要求不同，具体要求见表 2-3。

二、有效期

临床科室备用该类药品数量根据实际临床使用需求而定，应严格按照药品说明书规定的储存条件存储，定期检查确保药品在规定的效期内使用。

表 2-3　药品保存条件与有效期

药品	商品名	光线	温度	湿度	有效期	其他特殊说明
多巴丝肼片	美多芭	遮光	阴凉（不超过20℃）	干燥	48 个月	-
复方卡比多巴	西莱美	避光	-	干燥	24 个月	-
卡左双多巴缓释片	息宁	避光	30℃以下	干燥	36 个月	-
盐酸普拉克索片	森福罗	避光	30℃以下	-	36 个月	-
盐酸普拉克索缓释片	森福罗	-	室温	-	36 个月	-
盐酸罗匹尼罗缓释片	力备	-	25℃以下	干燥	2mg，24个月；4mg，36个月；8mg，36 个月	-
盐酸罗匹尼罗片	枢复来	-	室温	-	24 个月	-
吡贝地尔缓释片	泰舒达	遮光	-	-	36 个月	-
罗替高汀贴片	优普洛	-	30℃以下	-	30 个月	-

续表

药品	商品名	光线	温度	湿度	有效期	其他特殊说明
甲磺酸溴隐亭片	佰莫亭	避光	15~25℃保存	防潮	36 个月	盛药容器置于外包装的纸盒中。在热带地区，将盛药容器置于外包装的纸盒中并密封以避光和防湿
甲磺酸-α-二氢麦角隐亭片	克瑞帕	无特殊要求			4 年	-
盐酸司来吉兰片	咪多吡	-	室温在25℃	-	36 个月	紧密封盖原瓶贮存
甲磺酸雷沙吉兰片	安齐来	-	不超过30℃	-	36 个月	-
恩他卡朋片	珂丹	-	室温10~30℃保存	-	36 个月	-
托卡朋片	森得宁	遮光	-	干燥	暂定 12 个月	
恩他卡朋双多巴片	达复灵	-	室温10~30℃保存	-	24 个月	-
盐酸苯海索片	-	-	-	-	24 个月	-
盐酸金刚烷胺片	-	遮光	-	-	36 个月	-

3

第三章

处方环节风险管理

第一节　适用人群风险管理

一、适应证风险管理

药品的适应证主要参照我国已经批准的药品说明书，即国家药品监督管理局（National Medical Products Administration，NMPA）版本；风险点的描述主要针对特殊人群和肝肾功能不全的进行剂量调整，并且对相应的使用提出建议，实施风险管控。对于某些超适应证使用除了表 3-1 列出的适应证，还可参照美国 FDA 及欧盟批准的适应证或发布的相关超说明书用药共识和建议。

帕金森病药品适应证及风险管理见表 3-1。

表 3-1　帕金森病药品适应证及风险管理

通用名	适应证	风险点描述	风险管控措施
多巴丝肼片	用于治疗帕金森病、症状性帕金森综合征（脑炎后、动脉硬化性或中毒性），但不包括药物引起的帕金森综合征	不适用于药物引起的帕金森综合征 随着疾病进展和左旋多巴长期使用会产生运动并发症，包括症状波动和异动症	鉴别帕金森综合征的病因 早期应用小剂量左旋多巴（40mg/d 以内）并不增加异动症的产生；与左旋多巴的治疗时间相比，高剂量的左旋多

续表

通用名	适应证	风险点描述	风险管控措施
多巴丝肼片			巴和长病程对异动症的发生风险影响更大。因此，早期并不建议刻意推迟使用左旋多巴，特别对于晚发型帕金森病患者或者运动功能改善需求高的较年轻患者，复方左旋多巴可作为首选，但应维持满足症状控制前提下尽可能低的有效剂量
卡左双多巴缓释片	原发性帕金森病。脑炎后帕金森综合征。症状性帕金森综合征（一氧化碳或锰中毒）。服用含吡多辛（维生素 B_6）的维生素制剂的帕金森病或帕金森综合征的患者 对以前用过左旋多巴/脱羧酶抑制剂复方制剂或单用左旋多巴治疗有剂末恶化（“渐弱”现象），峰剂量运动障碍、运动不能等特征的运动失调，或有类似短时间运动障碍现象的患者，可减少“关”的时间	缓释有维持时间相对长，但起效慢、生物利用度低 余同“多巴丝肼片”	复方左旋多巴的两种不同剂型转换时需加以注意 余同“多巴丝肼片”

续表

通用名	适应证	风险点描述	风险管控措施
复方卡比多巴片	抗震颤麻痹药。用于原发性震颤麻痹和症状性震颤麻痹综合征（不包括药物引起的震颤麻痹综合征）	同“多巴丝肼片”	同“多巴丝肼片”
盐酸普拉克索缓释片	用于治疗成人特发性帕金森病的体征和症状，即在整个疾病过程中，包括疾病后期，当左旋多巴的疗效逐渐减弱或者出现变化和波动（剂末现象或“开关”波动）时，都可以单独应用本品（无左旋多巴）或与左旋多巴联用	可能增强左旋多巴的多巴胺能药物不良反应，并可能造成或加剧已经存在的运动障碍。减少左旋多巴剂量可以改善这种不良反应	需从小剂量滴定逐渐递增剂量 在疾病早期左旋多巴和多巴胺受体激动剂均小剂量联合使用，充分利用两种药物的协同效应和延迟剂量依赖性不良反应 早期添加DAs可能推迟异动症的发生
盐酸普拉克索片	用于治疗成人特发性帕金森病的体征和症状，即在整个疾病过程中，包括疾病后期，当左旋多巴的疗效逐渐减弱或者出现变化和波动（剂末现象或“开关”波动）时，都可以单独应用本品（无左旋多巴）或与左旋多巴联用 本品也用于中度到重度特发性不宁腿综合征的症状治疗，剂量可高达0.75mg	同“盐酸普拉克索缓释片”	同“盐酸普拉克索缓释片”

续表

通用名	适应证	风险点描述	风险管控措施
盐酸罗匹尼罗缓释片	本品适用于与左旋多巴联用，治疗帕金森病的症状和体征 可用于左旋多巴疗效减退或治疗效果出现反复波动时（剂末现象或"开关"波动）	同“盐酸普拉克索缓释片”	同“盐酸普拉克索缓释片”
盐酸罗匹尼罗片	用于与左旋多巴联用，治疗原发性帕金森病的症状和体征	同“盐酸普拉克索缓释片”	同“盐酸普拉克索缓释片”
吡贝地尔缓释片	用于帕金森病的治疗：作为单药治疗；与左旋多巴联合用药	在与左旋多巴联合用药治疗晚期帕金森病时，在吡贝地尔治疗开始时可能出现运动障碍	在此情况下应减少吡贝地尔剂量
罗替高汀贴片	用于早期特发性帕金森病症状及体征的单药治疗（不与左旋多巴联用），或与左旋多巴联合用于病程中的各个阶段，直至疾病晚期左旋多巴的疗效减退、不稳定或出现波动时（剂末现象或“开关”现象）	同“盐酸普拉克索缓释片”	同“盐酸普拉克索缓释片”
甲磺酸溴隐亭片	用于各期自发性和脑炎后所致帕金森病的单独治疗，或与其他抗帕金森病药物联合使用	麦角类DAs可能引起瓣膜病变的严重不良反应	临床已不主张用于帕金森病治疗

续表

通用名	适应证	风险点描述	风险管控措施
甲磺酸-α-二氢麦角隐亭片	本品可用于帕金森病，头痛和偏头痛，高泌乳素血症的基础治疗	同“甲磺酸溴隐亭片”	同“甲磺酸溴隐亭片”
盐酸司来吉兰片	单用治疗早期帕金森病，也可与左旋多巴或与左旋多巴/外周多巴脱羧酶抑制剂合用 司来吉兰与左旋多巴合用特别适用于治疗运动波动例如由于大剂量左旋多巴治疗引起的剂末波动	能够增强左旋多巴的作用，左旋多巴的不良反应可能会更加显著，特别是当患者接受高剂量左旋多巴治疗时 在左旋多巴治疗基础上加用本品可能导致不自主运动和（或）激越	应对此类患者进行监测 减少左旋多巴的剂量，可减少不良反应
甲磺酸雷沙吉兰片	原发性帕金森病患者的单药治疗，以及伴有剂末波动患者的联合治疗（与左旋多巴合用）	同“盐酸司来吉兰片”	同“盐酸司来吉兰片”
恩他卡朋片	本品可作为标准药物左旋多巴/苄丝肼或左旋多巴/卡比多巴的辅助用药，用于治疗以上药物不能控制的帕金森病及剂末现象（症状波动）	作为左旋多巴治疗的辅助治疗，单用无效，左旋多巴治疗的风险点在本品治疗时亦应考虑在内 在疾病早期首选恩他卡朋双多巴片治疗可以改善症状，	须与左旋多巴同服 最初几天至几周内调整左旋多巴的剂量。根据患者的临床表现，通过延长给药间隔和（或）减少左旋多巴的每次给药量使左旋多巴的日剂量

续表

通用名	适应证	风险点描述	风险管控措施
恩他卡朋片		但是否能预防或延迟运动并发症的发生，目前尚存争议	
托卡朋片	接受左旋多巴和卡比多巴联合治疗的原发性帕金森病的辅助治疗	作为左旋多巴治疗的辅助治疗，左旋多巴治疗的风险点在本品治疗时亦应考虑在内	每日首剂量与复方左旋多巴同服，此后可以单用 最初几天至几周内调整左旋多巴的剂量。根据患者的临床表现，通过延长给药间隔和（或）减少左旋多巴的每次给药量使左旋多巴的日剂量
恩他卡朋双多巴片	用于治疗经左旋多巴/多巴脱羧酶（DDC）抑制剂疗	根据不同患者的具体情况，鉴别是否适合首选	用于已经应用相应剂量的标准释放剂型的左旋多巴/多巴脱羧酶抑制剂和恩他卡朋治疗的患者
盐酸苯海索片	用于帕金森病、帕金森综合征。也可用于药物引起的锥体外系疾病	对无震颤的患者无明显治疗优势 长期应用可能导致认知功能下降	主要适用于有震颤的患者，而对无震颤的患者不推荐应用 对60岁以下的患者，需告知长期应用可能导致认知功能下降，所以要定期筛查认知功能，一旦发现认知功能下降

续表

通用名	适应证	风险点描述	风险管控措施
盐酸苯海索片			则应停用；对60岁以上的患者尽可能不用或少用；若必须应用则应控制剂量
盐酸金刚烷胺片	用于帕金森病、帕金森综合征、药物诱发的锥体外系疾病，一氧化碳中毒后帕金森综合征及老年人合并有脑动脉硬化的帕金森综合征	根据不同患者的具体情况，鉴别是否适合首选	对少动、强直、震颤均有改善作用，对改善异动症有效 若考虑药物经济因素，对强直少动型患者可首选

二、禁忌证风险管理

禁忌证（contraindication）是适应证的反义词，指药物不适宜应用于某些疾病、情况或特定的人群（儿童、老年人、孕妇及哺乳期妇女、肝肾功能不全者），或应用后会引起不良后果，在具体给药上应予禁止或顾忌。对有禁止指征的患者应绝对禁止使用；对有慎用指征的患者应谨慎使用，并在用药后密切观察药物的不良反应和身体情况。对禁忌证主要参照NMPA已经批准的药品说明书，禁忌证在临床用药的过程应严格控制使用，以防发生药品不良反应和不良事件（表 3-2）。

表 3-2　帕金森病治疗药品禁忌证及风险管理

通用名	禁忌证	风险点描述	风险管控措施
多巴丝肼片	本品禁用于已知对左旋多巴、苄丝肼或其赋型剂过敏的患者 禁用于接受非选择性单胺氧化酶（MAO）抑制剂治疗的患者，因存在高血压危象的风险 合用单胺氧化酶 A 与单胺氧化酶 B 抑制剂相当于非选择性单胺氧化酶抑制剂，因而不应与本品联合应用 本品禁用于以下疾病的失代偿期：内分泌疾病、肾功能损害（不宁腿综合征透析患者除外）、肝功能损害或心脏疾病。禁用于精神类疾病、闭角型青光眼的患者 本品禁用于 25 岁以下的患者	出现严重的过敏反应或加重原患疾病	禁止使用，密切监测
卡左双多巴缓释片	非选择性单胺氧化酶（MAO）抑制剂类药物不能与本品同时服用。在使用本品开始治疗前至少两周，必须停止使用这些抑制剂。本品可与选择性 B 型单胺氧化酶抑制剂（如盐酸司来吉兰）按说明书推荐的剂量联合使用 已知对本品的任何成分过敏者和闭角型青光眼的患者禁用 因为左旋多巴可能会激活恶性黑色素瘤，所以疑有皮肤损伤或有黑色素瘤病史的患者禁用本品	出现严重的过敏反应或加重原患疾病	禁止使用，密切监测
复方卡比多巴片	严重心血管疾病，肝、肾功能不全，内分泌失调、狭角青光眼患者、精神病患者禁用。胃与十二指肠溃疡患者慎用	出现严重的过敏反应或加重原患疾病	禁止使用，密切监测

续表

通用名	禁忌证	风险点描述	风险管控措施
盐酸普拉克索缓释片	对本品活性成分或任何辅料过敏者	出现严重的过敏反应	禁止使用
盐酸普拉克索片	对本品活性成分或任何辅料过敏者	出现严重的过敏反应	禁止使用
盐酸罗匹尼罗缓释片	对罗匹尼罗或任何辅料过敏者	出现严重的过敏反应	禁止使用
盐酸罗匹尼罗片	对本品或其中任何一种辅料有过敏史（包括荨麻疹、血管性水肿、发疹、瘙痒）的患者禁用	出现严重的过敏反应	禁止使用
吡贝地尔缓释片	下列情况禁用： 1. 对吡贝地尔或本品中任何辅料过敏者 2. 心血管性休克 3. 心肌梗死急性期 4. 与止吐类精神安定药联合应用	出现严重的过敏反应	禁止使用
罗替高汀贴片	对本品有效成分或任一辅料过敏者禁用 接受磁共振成像或心脏复律者禁用	出现严重的过敏反应	禁止使用
甲磺酸溴隐亭片	下列情况禁用： 1. 已知对溴麦角环肽及本品任何成分或其他麦角碱过敏者 2. 控制不佳的高血压，妊娠期高血压相关疾病（包括子痫、子痫前期或妊娠高血压综合征），分娩后及产褥期高血压患者；冠状动脉疾病或其他严重的心血管疾病患者 3. 有严重精神疾病的症状和（或）病史的患者 4. 已有瓣膜病的患者	出现严重的过敏反应	禁止使用

续表

通用名	禁忌证	风险点描述	风险管控措施
甲磺酸-α-二氢麦角隐亭片	对本品中任何成分过敏者、妊娠期妇女和儿童禁用 由于本品对泌乳功能的抑制，哺乳期妇女禁用	出现严重的过敏反应	禁止使用
盐酸司来吉兰片	1. 对本品中任一成分过敏者禁用 2. 本品不应与选择性5-羟色胺再摄取抑制剂（SSRI）、5-羟色胺去甲肾上腺素再摄取抑制剂（SNRI）（文拉法辛）、三环类抗抑郁药、拟交感神经药、单胺氧化酶（MAO）抑制剂（如利奈唑胺）或阿片类药物（哌替啶）同时使用 3. 本品不应用于活动性胃或十二指肠溃疡患者 4. 司来吉兰与左旋多巴联合用药时，必须考虑左旋多巴的用药禁忌	出现严重的过敏反应或加重原患疾病	禁止使用
甲磺酸雷沙吉兰片	对本品活性药物成分或任何成分过敏者禁用本品 禁用于与其他单胺氧化酶（MAO）抑制剂（包括药物与无需医生处方的天然药物如圣约翰草）或哌替啶合用。停用雷沙吉兰与开始使用MAO抑制剂或哌替啶之间必须至少间隔14天 禁用于重度肝损害患者	出现严重的过敏反应或加重原患疾病	禁止使用
恩他卡朋片	已知对本品或任何其他组成成分过敏 肝功能不全者 本品不适用于嗜铬细胞瘤的患者，因其有增加高血压危象的危险 禁忌与本品同时使用非选择性MAO	出现严重的过敏反应	禁止使用

续表

通用名	禁忌证	风险点描述	风险管控措施
恩他卡朋片	（MAO-A 和 MAO-B）抑制剂（如苯乙肼、反苯环丙胺）。同样，禁忌与本品同时使用选择性 MAO-A 抑制剂加选择性 MAO-B 抑制剂 本品可以与司来吉兰（选择性的 MAO-B 抑制剂）联合使用，但是后者的日剂量不能超过 10mg 既往有恶性神经阻滞剂综合征（NMS）和（或）非创伤性横纹肌溶解症病史的患者禁用		
托卡朋片	1. 肝脏疾病的患者以及目前 SGPT/ALT 或 SGOT/AST 超过正常值上限的患者禁用本品 2. 严重肾功能损害的患者禁用本品 3. 对托卡朋及本品中任何其他成分过敏者禁用本品 4. 具有非创伤性横纹肌溶解病史的患者禁用本品 5. 在某些疾病状态下曾出现过高热和意识模糊的患者禁用本品 6. 服用托卡朋片时，不应与非选择性单胺氧化酶抑制剂（如苯乙肼及反苯环丙胺）合用 7. 服用托卡朋片时，不应同时加用单胺氧化酶 A 抑制剂和单胺氧化酶 B 抑制剂	加重原患疾病或出现不良反应	禁止使用，密切监测
恩他卡朋双多巴片	已知对本品的活性成分（卡比多巴、左旋多巴或恩他卡朋）或任何一种赋形剂过敏 单胺氧化酶（MAO）和 COMT 是儿茶酚胺代谢中的两种主要的酶系统。因而，恩他卡朋和非选择性	出现不良反应或加重原患疾病	谨慎合用，密切监测不良反应

续表

通用名	禁忌证	风险点描述	风险管控措施
恩他卡朋双多巴片	MAO 抑制剂（例如苯乙肼和反苯环丙胺）合并使用从理论上会导致儿茶酚胺正常代谢的主要途径被抑制。和不能与左旋多巴 / 卡比多巴合并使用一样，非选择性单胺氧化酶抑制剂禁止与本品一起使用。这些抑制剂必须在本品开始治疗前至少两周停止使用。本品可以和特异地作用于单胺氧化酶 B 的单胺氧化酶抑制剂（如，盐酸司来吉兰）的推荐剂量合并使用 窄角型青光眼 由于左旋多巴可能使恶性黑色素瘤活化，可疑及诊断不明的皮肤病灶或有黑色素瘤史的患者禁止服用本品		
盐酸苯海索片	青光眼、尿潴留、前列腺肥大患者	加重原患疾病	禁止使用，密切监测
盐酸金刚烷胺片	对本品过敏者	出现严重的过敏反应或加重原患疾病	禁止使用，密切监测

第二节 用法用量风险管理

一、用法用量

帕金森病的用药原则以达到有效改善症状，提高生活质量为目标，用药宜从小剂量开始逐渐加量，以最小剂量达到满意效果。用药在遵循一般原则的同时也应强调个体化。根据患者的病情、年龄、职业及经济条件等因素采用最佳的治疗方案。药物治疗时不仅要控制症状，也应尽量避免药物副作用的发生，并从长远的角度出发尽量使患者的临床症状能得到较长期的控制。有关用法用量的风险（表 3-3），主要参照 NMPA 批准上市的药品说明书，帕金森病的药物治疗方案减药一般循序渐进减量，不可突然或快速停药，以免引起不良反应或加重原患疾病。对于缓释片一般整片吞服，不可掰开，某些药物的吸收还受到食物的影响，建议在服药前仔细阅读服药说明，对提高药物疗效有重要意义。

表 3-3　帕金森病治疗药品用法用量

通用名	用法用量	最大剂量	减停方案	给药说明
多巴丝肼片	本品首次推荐量是每次 1/2 片，每日 3 次。以后每周的日服量增加 1/2 片，直至达到适合该患者的治疗量为止。如患者定期就诊，则用量可增加得更快，例如日剂量每周增加二次，本品每次增加 1/2 片，这样就能较快达到有效剂量，有效剂量通常在每天 2~4 片之间，日分 3~4 次服用。本品每天的服用量很少需要超过 5 片	本品每天的服用总量一般不超过 5 片（每片左旋多巴 200mg 与苄丝肼 50mg）	停药需逐渐减量，以避免突然停药引起危及生命的神经阻滞剂恶性综合征（如高热、肌肉僵硬）。请不要擅自停药	多巴丝肼片应尽可能在餐前 30 分钟或餐后 1 小时服用，这样可以避免膳食蛋白质对左旋多巴摄取的竞争效应并促进更快速的起效。胃肠不良反应主要出现在治疗早期，可通过同服液体或低蛋白点心（例如糕点）或缓慢调整剂量来减轻胃肠道不良反应
卡左双多巴缓释片	1. 未接受过左旋多巴治疗的患者： 本品 25mg/100mg 是特别为从未接受过左旋多巴治疗的早期患者而设计的，也可用来辅助服用本品 50mg/200mg 的患者进行剂量调整。本品 25mg/100mg 的推荐起始剂量为每天 2 次，每次 1 片。对需要较多左旋多巴的	一日 900~1000mg	如果需要突然减少或中断服用本品，应严密观察患者，特别对正在服用抗精神病药物的患者	缓释剂型，请您完整吞服药片（50mg/200mg 规格的药片可以掰成2半），不要咀嚼或碾碎后服用

续表

通用名	用法用量	最大剂量	减停方案	给药说明
卡左双多巴缓释片	患者，本品 25mg/100mg 每天 1~4 片，分两次服用，一般耐受良好 本品 50mg/200mg 在适当时亦可作起始治疗使用。本品 50mg/200mg 的推荐起始剂量为每天 2~3 次，每次 1 片。左旋多巴的起始剂量每天不可高于 600mg 或服药间隔时间不短于 6 小时 2. 正在使用传统左旋多巴 / 脱羧酶抑制剂复方制剂治疗的患者 本品 50mg/200mg 的剂量应先调整到使左旋多巴的每天供给量比原先多约 10%，尽管根据临床疗效，左旋多巴的剂量可能需要增加 30%。（见用法用量，剂量调整）。白天本品 50mg/200mg 的服药间隔应为 4~8 小时 3. 正单用左旋多巴治疗的患者 开始服用本品 50mg/200mg 前，必须已停用左旋多巴 8 小时或以上，轻至中度疾病患者，本品 50mg/200mg 的推荐起始剂量是每日 2 或 3 次，每次 1 片		如果患者需要进行全身麻醉，只要允许患者口服药物，就可继续使用本品。若暂时中断了治疗，患者一旦能够口服药物，应立即给予常用剂量	

续表

通用名	用法用量	最大剂量	减停方案	给药说明
复方卡比多巴片	常用量：口服，开始时一次半片，一日 3 次。服用一周后根据病情，每隔 3~4 日，每日增加半片，直至获得最佳效果 正在单服左旋多巴片的患者，如果改服本品，服用之初始剂量以左旋多巴计算，应相当于原来单用剂量的 25% 维持量：一日 3~4 次，分 3~4 次服用	每日最大剂量不得超过 8 片（每片含卡比多巴 25mg；左旋多巴 0.25g）	突然停药时可能出现抗精神病药恶性综合征，如肌肉强直、体温升高、精神变化。请在医生指导下逐渐停药，不要擅自停药	正在单服左旋多巴片的患者，如果改服本品，应停服左旋多巴片至少 12 小时
盐酸普拉克索缓释片	每日 0.375mg 为起始剂量，然后逐渐增量，每 5~7 天增加一次剂量。如果患者没有出现不可耐受的不良反应，应增加剂量以达到最大疗效	4.5mg/d	突然中止多巴胺能治疗会导致神经阻滞剂恶性综合征发生。因此，应该以每天减少 0.75mg 的速度逐渐停止应用本品，直到日剂量降至 0.75mg。此后，应每天减少 0.375mg	本品用水吞服，不能咀嚼、掰开或压碎。本品可伴随或不伴随进食均可。需在每天同一时间服用

续表

通用名	用法用量	最大剂量	减停方案	给药说明
盐酸普拉克索片	每日 0.375mg 为起始剂量，然后逐渐增量，每 5~7 天增加一次剂量。如果患者没有出现不可耐受的不良反应，应增加剂量以达到最大疗效	4.5mg/d	突然中止多巴胺能治疗会导致神经阻滞剂恶性综合征发生。因此，应该以每天减少 0.75mg 的速度逐渐停止应用本品，直到日剂量降至 0.75mg。此后，应每天减少 0.375mg	用水吞服，伴随或不伴随进食均可。每日的总剂量等分为 3 次服用
盐酸罗匹尼罗缓释片	本品的起始剂量为第 1 周 2mg 每日 1 次；从治疗第 2 周开始将剂量上调至 4mg 每日 1 次。本品在 4mg 每日 1 次剂量下可能可以观察到治疗效果	每日最大剂量为 24mg	如果需要停止本品治疗，则应以一周的间期逐渐降低每日剂量	本品必须整片吞服，不得嚼碎、碾碎或掰开。本品可与食物或不与食物同服

续表

通用名	用法用量	最大剂量	减停方案	给药说明
盐酸罗匹尼罗片	推荐起始剂量为每次 0.25mg，每天 3 次。根据患者的疗效，每周增加一级剂量。如果需要，4 周后每周增加的剂量可以调整为 1.5mg/d，直到每天总量为 9mg/d，然后每周增加 3mg/d，直到每日总量 24mg/d	每日最大剂量为 24mg	突然停药可能引起类似神经阻滞剂恶性综合征的症状（如高热、肌肉僵硬、意识改变等）。如需用药，请在医生指导下逐渐减量，千万不要擅自停药	口服，可与食物同时服用，以减少恶心的发生 采用剂量递增给药，以获得最佳治疗效果并减少不良反应
吡贝地尔缓释片	为单药治疗：每日 150~250mg，即每天 3~5 片，分 3~5 次服用 为左旋多巴治疗的补充：每天 1~3 片（每 250mg 左旋多巴大约需 50mg 吡贝地尔）	250mg	突然停药可能会引起神经阻滞剂恶性综合征（主要表现为高热、思维紊乱、肌肉僵直、自发运动等）。如需停药，请在医生指导下逐渐减量，千万不要擅自停药	药片应于进餐结束时用半杯水吞服，不要咀嚼 剂量必须逐渐增加，每三天增加一片

续表

通用名	用法用量	最大剂量	减停方案	给药说明
罗替高汀贴片	1. 早期帕金森病患者的给药剂量： 起始剂量为 2mg/24h，然后每周增加 2mg/24h 直至有效剂量，最大剂量可至 8mg/24h 一些患者的有效剂量为 4mg/24h。大多数患者的有效剂量为 6mg/24h 或 8mg/24h，此剂量可在 3 或 4 周内达到。最大剂量为 8mg/24h 2. 伴有波动现象的晚期帕金森病患者的给药剂量： 起始剂量为 4mg/24h，然后每周增加 2mg/24h 直至有效剂量，最大剂量可至 16mg/24h 一些患者的有效剂量为 4mg/24h 或 6mg/24h。大多数患者的有效剂量为：8mg/24h，此剂量可在 3~7 周内达到。最大剂量可至 16mg/24h 若给药剂量高于 8mg/24h，可应用多贴贴片以达到最终剂量，例如，可联合应用 6mg/24h 和 4mg/24h 贴片，达到剂量 10mg/24h	16mg/24h	逐渐停药。日剂量每隔一天降低 2mg/24h 较为适宜，直至完全停药	本品一日一次，每日应在同一时间使用。将本品在皮肤上保留 24 小时，然后在皮肤的另一部位更换一张新的贴片。如果患者忘记在每日的用药时间更换贴片或者贴片脱落，应在当天剩余时间内应用一张新的贴片

续表

通用名	用法用量	最大剂量	减停方案	给药说明
甲磺酸溴隐亭片	单独治疗或与其他药物联合治疗开始后第一周，每日临睡前服用1/2片（以溴隐亭计1.25mg）。应从最低有效剂量开始进行剂量调整，剂量增加1/2片（以溴隐亭计1.25mg）后，连续服用1周后再接着增加剂量，日剂量应分成2~3次服用。一般在6~8周之内，即有明显疗效。药物单独治疗或与其他药物联合治疗时，甲磺酸溴隐亭片的常规剂量为一日4~12片（以溴隐亭计10~30mg）	每天最大剂量不能高于12片（以溴隐亭计30mg）	遵医嘱停药	联合治疗时，有些患者可能需要更大剂量，这属于个体化差异。尤为重要的是在保证最佳疗效的情况下，尽可能给予最低有效剂量。副作用消失后可再增加剂量
甲磺酸-α-二氢麦角隐亭片	建议最初剂量为5mg/次，1日2次；维持剂量为60mg/d。最大剂量至120mg/d。应逐步提高用量，每周增加2次，每次增加5mg	120mg/d	遵医嘱停药	如果甲磺酸-α-二氢麦角隐亭与左旋多巴同服，不论是否合并脱羧酶抑制剂，都可以降低左旋多巴的剂量。但降低的剂量必须逐渐进行，以能维持最佳治疗效果为宜

续表

通用名	用法用量	最大剂量	减停方案	给药说明
盐酸司来吉兰片	起始剂量为早晨 5mg。可增至每天 10mg（早晨一次服用或分开 2 次）。若病人在合用左旋多巴制剂时出现类似左旋多巴的不良反应，左旋多巴剂量应减低	10mg/d	使用司来吉兰的病人需停药至少 14 天后才能使用其他同类药物	每天服用 1 次，请在早晨服用；如果每天服用 2 次，请在早晨和中午服用。不建议在晚上服药，以免影响睡眠
甲磺酸雷沙吉兰片	每次 1mg，每日 1 次	无论是否与左旋多巴合用，用量均为 1mg，每日 1 次	突然停药后副作用的风险会增加。如需停药，在医生指导下逐渐减量。不得擅自停药	口服，服用本品不受进食影响
恩他卡朋片	每次服用左旋多巴 / 多巴脱羧酶抑制剂时给予本品 0.2g（一片）	最大推荐剂量是 0.2g（一片），每日 10 次，即 2g 本品	突然停药或减量过快可能出现恶性神经阻滞综合征（可表现为震颤、易激惹、意识模糊、昏迷、高热、心跳过快、血压不稳等）	本品为口服制剂，应与左旋多巴 / 苄丝肼或左旋多巴 / 卡比多巴同时服用，这些左旋多巴制剂的处方资料在与本品合并用药时同样适用。本

续表

通用名	用法用量	最大剂量	减停方案	给药说明
恩他卡朋片			如需停药，在医生指导下逐渐减量，不得擅自停药	品可和食物同时或不同时服用
托卡朋片	推荐剂量为 100mg，一日 3 次。作为左旋多巴 / 卡比多巴治疗的叠加用药	每日左旋多巴剂量不超过 600mg	突然停药可能引起副作用。用药期间如需停药，在医生指导下逐渐减量，不得擅自停药	托卡朋片一日口服三次。白天的第一剂应与左旋多巴制剂白天的第一剂同时服用，此后约间隔 6 和 12 小时再服药。托卡朋片可与或不与食物同服，它可与左旋多巴 / 卡比多巴的常释和缓释剂型合用
恩他卡朋双多巴片	药片在空腹或饭后服用皆可。一片药片包含一个治疗剂量。药片应整片吞服	卡比多巴日剂量超过 300mg 的临床经验有限，	如果需要减少左旋多巴用量，可通过减少每日服药次数和（或）延长两次服药之间的间隔或使用	1. 空腹或在餐后服药都可以。因高蛋白饮食可减少药物的吸收，用药期间请避免高蛋白饮食 2. 可能需要用药几个月

续表

通用名	用法用量	最大剂量	减停方案	给药说明
恩他卡朋双多巴片		而恩他卡朋的推荐最大日剂量为1600mg	较小规格的本品来减少每日总剂量 如果在接受本品治疗的同时还使用了其他左旋多巴制剂，应遵循推荐的最大剂量	才能见到明显疗效，请坚持用药
盐酸苯海索片	开始一日1~2mg（0.5~1片），以后每3~5日增加2mg（1片），至疗效最好而又不出现副作用为止，一般一日不超过10mg（5片），分3~4次服用，须长期服用。极量一日20mg（10片）。药物诱发的锥体外系疾患，第一日2~4mg（1~2片），分2~3次服用，以后视需要及耐受情况逐渐增加至5~10mg（2.5~5片）。老年患者应酌情减量	治疗帕金森一日最大剂量不超过20mg	治疗帕金森需要长期用药。突然停药可能会导致患者出现胆碱能危象（主要表现为呕吐、腹痛、腹泻、多汗、肌肉震颤、痉挛等）。停药时需逐渐减量，不得擅自停药	口服

续表

通用名	用法用量	最大剂量	减停方案	给药说明
盐酸金刚烷胺片	帕金森病、帕金森综合征，一次 100mg（1 片），一日 1~2 次，一日最大剂量为 400mg（4 片）。抗病毒，成人一次 200mg（2 片），一日 1 次或一次 100mg（1 片），每 12 小时 1 次；1~9 岁小儿按体重一次 1.5~3mg/kg，8 小时一次，或一次 2.2~4.4mg/kg，12 小时一次；9~12 岁小儿，每 12 小时口服 100mg（1 片）；12 岁及 12 岁以上，用量同成人	一日最大剂量为 400mg	用于治疗帕金森病时，突然停药可能会导致出现胆碱能危象（主要表现为呕吐、腹痛、腹泻、多汗、肌肉震颤、痉挛等）。停药时需逐渐减量，不得擅自停药	1. 服药时进食或不进食都可以 2. 为避免引起失眠，建议在下午 4 点前服完一天的药量。下午 4 点后不再服药

二、药物过量

药物的使用要遵循一定剂量，当使用者使用了超过药品说明书的剂量即为药物过量（overdose），药物过量可能引起不良事件。每种药品的过量症状不同，一旦过量应密切监测，必要时采取处理措施。一般来说，帕金森病的药物治疗方案比较复杂，大多数药物建议从小剂量开始服用，逐渐调整至控制症状的最佳剂量，对于严重的患者，可能会出现因服用药物剂量过大导致药物过量的情况，临床表现为中毒症状，一般药品说明书会描述过量的症状及处理措施，但不同药品的过量表现各异，在临床使用过程中要注意甄别，对患者及时处理抢救（表 3-4）。

表 3-4　帕金森病治疗药物过量风险与处理

药物	药物过量风险	处理措施
多巴丝肼	心血管不良反应（如心律失常）、精神障碍（如意识模糊和失眠）、胃肠道反应（如恶心和呕吐）以及异常的不自主运动	应监测患者的生命体征，并根据其临床状况采取相应的支持措施。对于特殊患者，可能需要进行针对心血管反应（如抗心律不齐药物）或中枢神经系统反应（如呼吸兴奋剂，神经阻滞剂）的对症治疗

续表

药物	药物过量风险	处理措施
卡左双多巴	本品急性过量的处理基本与左旋多巴急性过量的处理相同，吡多辛不能逆转本品的作用	对患者须进行仔细的心电图监测以观察是否有心律不齐的产生，必要时应给予适当的抗心律失常治疗。应考虑到患者除本品外还同时服用其他药物的可能性。由于目前尚无透析处理的经验报道，所以透析对用药过量的效果还不清楚
复方卡比多巴	超剂量时可使上述不良反应明显加重，并可导致严重心律失常	立即催吐、洗胃，采取增加排泄措施，并依病情进行相应对症治疗和支持疗法
普拉克索	恶心、呕吐、痉挛、幻觉、激动和低血压	多巴胺受体激动剂用药过量没有明确的解毒剂。如果存在中枢神经系统兴奋症状，可能需要神经抑制类药物进行治疗。用药过量可能需要一般的支持性处理措施，以及胃灌洗、静脉输液、给予活性炭和心电监护等措施。血液透析显示对解毒没有帮助
罗匹尼罗	包括多巴胺能治疗期间报道的常见不良事件（恶心、头晕），以及幻视、多汗、幽居恐怖症、舞蹈症、心悸、晕厥、虚弱、梦魇、血管迷走神经性晕厥、异动症、激动、胸痛、直立性低血压、嗜睡和意识模糊状态等	本品药物过量的症状一般与其多巴胺能活性相关，通过适当采用多巴胺拮抗剂［如神经松弛剂或甲氧氯普胺（胃复安）］治疗可减轻这些症状。推荐使用一般的支持性措施处理。必要时须维持生命体征。清除未被吸收的药物
吡贝地尔	血压不稳（动脉性高血压或低血压），消化道症状（恶心、呕吐）	停止用药和对症治疗

续表

药物	药物过量风险	处理措施
罗替高汀	最可能出现与多巴胺受体激动剂药效学特征相关的不良反应，包括恶心、呕吐、低血压、不自主运动、幻觉、意识错乱、惊厥和其他中枢多巴胺能刺激体征	多巴胺受体激动剂过量，尚无已知的解救药物。如疑似药物过量,应立即移除贴片。移除贴片后，活性物质吸收停止，罗替高汀的血药浓度迅速下降。需对患者密切监测，包括心率、心律和血压药物过量的治疗可能需采用全身性支持措施，以维持生命体征。透析可能无效，因为透析并不能清除罗替高汀。如需停用罗替高汀，应逐渐停药，避免发生神经阻滞剂恶性综合征
溴隐亭	恶心、呕吐、头晕、低血压、体位性低血压、心动过速、困倦、嗜睡、昏睡和幻觉	如有过量服药，应使用口服活性炭治疗；如果距离过量服用的时间很短，也可考虑洗胃。对于急性中毒患者可采取对症处理，甲氧氯普胺可用于治疗呕吐和幻觉症状
α-二氢麦角隐亭	可出现低血压或直立性低血压	停药，对症处理
司来吉兰	嗜睡、头晕、虚弱、易激惹、活动过度、激动、重度头痛、幻觉、震颤、血压交替降低和升高、血管萎陷、脉搏加快和不规则、心前区痛、呼吸抑制和衰竭、重度肌肉痉挛、高热、出汗、昏迷和惊厥	没有特异性治疗，以症状性治疗为主

续表

药物	药物过量风险	处理措施
雷沙吉兰	轻度躁狂、高血压危象和5- 羟色胺综合征	没有特异性的解毒药物。如果发生药物过量，需严密监测并进行对症治疗和支持性治疗
恩他卡朋	用药过量案例中急性症状和体征包括意识模糊，活动减少，嗜睡，肌无力，皮肤脱色和荨麻疹	急性过量的处理应对症治疗
托卡朋	一旦出现过量，患者可出现恶心、呕吐和头晕等多种表现	目前尚未发现托卡朋的特效拮抗剂。针对其过量应按照药物过量的常规处理原则进行对症、支持治疗。血液透析可能无效
恩他卡朋双多巴	中枢神经系统紊乱，并伴有心血管紊乱（例如低血压，心动过速）的可能性增加，并且在更高剂量时，可发生更为严重的精神问题	推荐住院进行全身性的支持治疗，立即洗胃，重复使用活性炭。这种措施尤其可以促进恩他卡朋的清除，其机理是减少恩他卡朋在胃肠道中的吸收 / 重吸收。采用静脉内输液要谨慎，并且要保持呼吸顺畅 应仔细监测呼吸、循环和肾功能是否正常，进行适当的支持性治疗。应进行心电图监测，观察有无心律失常出现。如果需要，应给予抗心律失常药治疗。患者在服用本品之外可能还服用了其他活性药物成分，这些都应纳入考虑。迄今为止，尚无透析对药物过量处理的经验；因而，其在药物过量处理中的价值尚不清楚。由于恩他卡朋与血浆蛋白的结合率较高，故血液透析或血液灌流不太可能会降低恩他卡朋的水平

续表

药物	药物过量风险	处理措施
苯海索	中毒症状：超剂量时，可见瞳孔散大、眼压增高、心悸、心动过速、排尿困难、无力、头痛、面红、发热或腹胀。有时伴有精神错乱、谵妄、妄想、幻觉等中毒性精神病症状。严重者可出现昏迷、惊厥、循环衰竭	催吐或洗胃，采取增加排泄措施，并依病情进行相应对症治疗和支持疗法
金刚烷胺	中毒症状：超剂量时，可见排尿困难、心律失常、低血压、躁动，精神错乱、谵妄、幻觉等，严重者可出现昏迷与惊厥、甚至死亡	视病情给予相应的对症治疗与支持疗法

第三节　药物相互作用

药物相互作用（drug interaction，DI）是指病人同时或在一定时间内由先后服用两种或两种以上药物后所产生的复合效应，可使药效加强或副作用减轻，也可使药效减弱或出现不应有的毒副作用。作用加强包括疗效提高和毒性增加，作用减弱包括疗效降低和毒性减少。因此，临床上在进行联合用药时，应注意利用各种药物的特性，充分发挥联合用药中各个药物的药理作用，以达到最好的疗效和最少的药品不良反应，从而提高用药安全。按照发生的原理可分为药效学相互作用和（或）药动学相互作用，药效学相互作用结果包括无关、协同、相加和拮抗 4 种；药动学相互作用主要由于药物在吸收、分布、代谢和排泄方面的相互影响引起。药物相互作用的后果包括期望的（desirable）、无关紧要的（inconsequential）和有害的（adverse）3 种，其中无关紧要的占绝大多数，而我们所关注的是有害的 DI。帕金森病的治疗一般为多种药物联合使用，而且是老年人居多，在临床实践中存在多重用药的情况，因为药物相互作用普遍存在，在治疗的过程中要密切监测不同药物之间的相互作用，及可能产生的后果，对相应的风险点及时采取处理措施（表 3-5）。

表 3-5　帕金森病治疗药物相互作用

抗帕金森药	相互作用药品	风险管控措施
多巴丝肼	1. 神经阻滞剂，阿片类及含利血平的抗高血压药可抑制本品的作用 2. 与单胺氧化酶抑制剂合用，可能会发生像高血压危象等不良反应 3. 左旋多巴能使与拟交感神经类药物（如兴奋交感神经系统的肾上腺素、去甲肾上腺素，异丙肾上腺素或苯丙胺等）的作用增强	1. 与神经阻滞剂，阿片类及含利血平的抗高血压药合并使用时需谨慎 2. 应在开始服用本品前停用单胺氧化酶抑制药至少两周已接受本品治疗的患者可使用选择性单胺氧化酶 B 抑制剂（如司来吉兰和雷沙吉兰）和选择性单胺氧化酶 A 抑制剂（如吗氯贝胺），这时建议根据每个患者的疗效和耐受情况调节左旋多巴的剂量

续表

抗帕金森药	相互作用药品	风险管控措施
多巴丝肼	4. 进食高蛋白膳食会使药效下降	合用单胺氧化酶 A 与单胺氧化酶 B 抑制剂相当于服用非选择性单胺氧化酶抑制剂，因而不应与本品联合使用 3. 不可与拟交感神经类药物（如兴奋交感神经系统的肾上腺素、去甲肾上腺素，异丙肾上腺素或苯丙胺等）同时使用，如患者必须同时使用这类药物，则应严密监测心血管系统反应并需减少拟交感神经类药物的用量 4. 尽可能在餐前 30 分钟或餐后 1 小时服用。胃肠不良反应主要出现在治疗早期，可通过同服液体或低蛋白点心（例如糕点）或缓慢调整剂量来减轻胃肠道不良反应
卡左双多巴	1. 服用某些降压药的患者，在同时服用左旋多巴或脱羧酶抑制剂复方制剂时可出现症状性体位性低血压 2. 与单胺氧化酶抑制剂合用，可能会发生像高血压危象等不良反应 3. 卡比多巴和（或）左旋多巴与硫酸亚铁或葡萄糖酸亚铁同服，会降低其生物利用度	1. 开始服用卡左双多巴治疗时，需调整降压药的剂量 2. 非选择性单胺氧化酶（MAO）抑制剂类药物不能与本品同时服用。在使用本品开始治疗前至少两周，必须停止使用这些抑制剂。本品可与选择性 B 型单胺氧化酶抑制剂(如盐酸司来吉兰）按推荐的剂量联合使用 3. 尽量避免与铁剂同时使用
复方卡比多巴	1. 与非选择性单胺氧化酶抑制剂合用可致急性肾上腺危象	尽量避免合用，密切监测相互作用

续表

抗帕金森药	相互作用药品	风险管控措施
复方卡比多巴	2. 与罂粟碱或维生素 B_6 合用，可降低本品的药效 3. 与乙酰螺旋霉素合用，可明显降低本品的血药浓度，药效减弱 4. 与利血平合用，可抑制本品的作用 5. 与抗精神病药物合用，产生互相拮抗 6. 与甲基多巴合用，可增加本品的不良反应并使甲基多巴的抗高血压作用增强	
普拉克索	1. 西咪替丁、金刚烷胺、美西律、齐多夫定、顺铂、奎宁和普鲁卡因胺可能会与本品有相互作用，导致本品清除率减少 2. 可增加左旋多巴的作用效果 3. 与镇静药物或酒精可能有累加效应 4. 与抗精神病药物合用，产生互相拮抗	1. 当西咪替丁、金刚烷胺、美西律、齐多夫定、顺铂、奎宁和普鲁卡因胺与本品联合给药时，应考虑降低本品剂量 2. 当本品与左旋多巴联合给药时，增加本品的剂量时，建议减少左旋多巴剂量，而其他抗帕金森药的剂量保持不变 3. 患者在服用本品的同时要慎用其他镇静药物或酒精 4. 应避免与抗精神病药物联合应用
罗匹尼罗	1.CYP1A2 酶的潜在底物或是抑制剂当与罗匹尼罗共用时会改变其清除率 2. 与雌激素存在相互作用	1. 治疗期间，CYP1A2 的抑制剂停用或开始使用时，需要调整盐酸罗匹尼罗的剂量 2. 如果在用盐酸罗匹尼罗治疗期间，停用雌激素或开始用雌激素，就需要对盐酸罗

续表

抗帕金森药	相互作用药品	风险管控措施
罗匹尼罗	3. 多巴胺拮抗剂如精神安定类药（酚噻嗪类、苯丁酮类和硫杂蒽类）或甲氧氯普胺类可降低盐本品的疗效	匹尼罗的剂量进行调整 3. 谨慎与多巴胺拮抗剂联合应用
吡贝地尔	1. 与精神安定药品之间存在着拮抗作用 2. 酒精可增加吡贝地尔的镇静作用	1. 不宜与精神安定联用，必须联合使用时，须逐渐减少本品用量直至停药。禁止与止吐类精神安定药合用 2. 避免与酒精同时使用
罗替高汀	1. 多巴胺拮抗剂，如精神安定药(如吩噻嗪类、丁酰苯类、硫杂蒽类）或甲氧氯普胺可能会降低本品疗效 2. 对于正在使用镇静剂或其他中枢神经系统抑制剂（如苯二氮䓬类、抗精神病药、抗抑郁药）或饮酒的患者，联合使用罗替高汀可能发生叠加效应	1. 应避免与多巴胺拮抗剂联合用药 2. 建议谨慎与镇静剂、其他中枢神经系统抑制剂或酒精同时使用
溴隐亭	1. CYP3A4 酶抑制剂(唑类抗真菌药、HIV 蛋白酶抑制剂、红霉素）可能升高本品的血药浓度 2. 合用溴麦角环肽和奥曲肽治疗肢端肥大症也会导致血浆溴麦角环肽浓度升高 3. 合用本品和拟交感神经药合用(如苯丙醇胺、异美汀）可能出现高血	1. 避免与强效 CYP3A4 抑制剂（如唑类抗真菌药、HIV 蛋白酶抑制剂）合用，且使用本品前应确保强效 CYP3A4 抑制剂已完全清除；与中效 CYP3A4 抑制剂（如红霉素）合用时，本品剂量不应超过一次 1.6mg、一日 1 次；与其他 CYP3A4 抑制剂合用应谨慎 2. 谨慎与奥曲肽合用

续表

抗帕金森药	相互作用药品	风险管控措施
溴隐亭	压和心动过速 4. 与舒马普坦合用可能由于药理学作用叠加而增加发生血管痉挛的风险 5. 与麦角类药合用可增加麦角相关的不良反应（如恶心、呕吐、疲乏）的发生率，且可减弱麦角类药用于治疗偏头痛的疗效 6. 与血清蛋白高度结合的药物（如水杨酸盐类药、磺胺类药、氯霉素、丙磺舒）合用，可能改变以上药物的疗效和增加发生不良反应的风险 7. 与强效 CYP3A4 诱导药合用可能降低本品的血药浓度 8. 多巴胺受体拮抗药（如吩噻嗪类药、丁酰苯类品、噻吨类药、甲氧氯普胺）合用可能减弱本药和以上药物的疗效	3. 与拟交感神经药合用不推荐超过 10 日 4. 避免与舒马普坦合用 5. 不推荐使用本品 6 小时内与麦角类药合用 6. 谨慎与血清蛋白高度结合的药物合用 7. 与强效 CYP3A4 诱导药合用时应谨慎 8. 不推荐与多巴胺受体拮抗药合用
α- 二氢麦角隐亭	不能排除 α- 二氢麦角隐亭与精神药物或降压药之间发生交互作用的可能性	如使用其他麦角碱类药物或降血压药物的患者使用此药，应特别小心，因有可能发生副作用。可考虑降低降压药物的剂量
司来吉兰	1. 合用口服避孕药可能增加本品的生物利用度 2. 合用哌替啶可引起某些致命反应 3. 合用拟交感神经药物	1. 避免合用口服避孕药 2. 禁止合用哌替啶 3. 禁止合用拟交感神经药物 4. 禁止合用单胺氧化酶（MAO）抑制药

续表

抗帕金森药	相互作用药品	风险管控措施
司来吉兰	有发生高血压的风险 4. 合用单胺氧化酶（MAO）抑制药可能导致中枢神经系统和心血管系统疾病 5.合用三环类抗抑郁药、选择性 5- 羟色胺再摄取抑制药（SSRI，如氟西汀、舍曲林、帕罗西汀）、5- 羟色胺去甲肾上腺素再摄取抑制药（SNRI），可引起 5- 羟色胺综合征 6. 合用左旋多巴可增强左旋多巴的作用，但亦可增强左旋多巴的不良反应	5.禁止合用三环类抗抑郁药、选择性 5- 羟色胺再摄取抑制药（SSRI，如氟西汀、舍曲林、帕罗西汀）、5- 羟色胺去甲肾上腺素再摄取抑制药（SNRI）。停用本品 14 日后方可使用氟西汀，而半衰期较长的氟西汀停药至少 5 周后方可开始使用本品 6. 合用时左旋多巴的剂量可减少约 30%
雷沙吉兰	1. 与环丙沙星、其他细胞色素 P450（CYP）1A2 抑制药合用，可使本品血药浓度升高2倍，从而增强不良反应 2. 与哌替啶、曲马多、美沙酮、丙氧芬、单胺氧化酶抑制药（MAOIs，包括其他选择性 MAO-B 抑制药）合用，可导致 5- 羟色胺综合征，同时可增加其他非选择性 MAOIs 引发高血压危象的风险 3. 与右美沙芬合用可导致精神病或特异性为发作 4. 与拟交感神经药（如	1. 与环丙沙星、其他细胞色素 P450（CYP）1A2 抑制药合用时本品剂量不应超过一次 0.5mg，一日 1 次 2. 禁止与哌替啶、曲马多、美沙酮、丙氧芬、单胺氧化酶抑制药合用。停用本品至少 14 日后，方可开始使用以上药物 3. 禁止与右美沙芬合用 4. 不推荐其与拟交感神经药物联合应用（如含有麻黄碱或伪麻黄碱减轻鼻或口腔的充血的药物以及感冒药） 5. 避免与氟西汀、氟伏沙明合用。停用氟西汀与开始使用本品应至少间隔 5 周；停用本品与开始使用氟西汀或

续表

抗帕金森药	相互作用药品	风险管控措施
雷沙吉兰	含有麻黄碱或伪麻黄碱减轻鼻或口腔的充血的药物以及感冒药）合用可导致严重高血压，甚至高血压危象 5. 与抗抑郁药，如选择性 5- 羟色胺再摄取抑制药（SSRIs）、选择性 5- 羟色胺 - 去甲肾上腺素再摄取抑制药（SNRIs）、三环类抗抑郁药、四环类抗抑郁药、三唑吡啶类抗抑郁药，合用可导致 5- 羟色胺综合征 6. 与多巴胺拮抗药（如抗精神病药、甲氧氯普胺）合用，可减弱本品的疗效 7. 与恩他卡朋合用可使本品的口服清除率增加 28%	氟伏沙明应至少间隔 14 日 6. 谨慎与多巴胺拮抗药合用 7. 谨慎与恩他卡朋合用
恩他卡朋	1. 与多巴胺受体激动药、司来吉兰、金刚烷胺合用可增加多巴胺能不良反应 2. 与 R- 华法林合用可使 R- 华法林的曲线下面积（AUC）平均增加 18%、国际标准化比值（INR）平均增加 13% 3. 本品可在胃肠道与铁形成螯合物 4. 与非选择性单胺氧化酶（MAO）抑制药（如苯乙肼、反苯环丙胺）	1. 开始合用本品时，可能需调整多巴胺受体激动药、司来吉兰的剂量。司来吉兰的日剂量不得超过 10mg 2. 与华法林合用时监测 INR 3. 与铁剂的服药间隔时间至少为 2~3 小时 4. 禁止与非选择性单胺氧化酶（MAO）抑制药合用。禁止同时与选择性 MAO-A 抑制药和选择性 MAO-B 抑制药合用 5. 与其他可导致直立性低血压的药物合用时应谨慎

续表

抗帕金森药	相互作用药品	风险管控措施
恩他卡朋	合用可能抑制儿茶酚胺的正常代谢 5. 可能加重左旋多巴导致的直立性低血压 6. 与选择性 MAO-A 抑制药、三环类抗抑郁药、去甲肾上腺素再摄取抑制药（如地昔帕明、马普替林、文拉法辛）及含有儿茶酚结构通过 COMT 代谢的药物（如利米特罗、氯丙那林、肾上腺素、去甲肾上腺素、多巴胺、多巴酚丁胺、甲基多巴、阿扑吗啡、帕罗西汀）合用的经验有限 7. 可干扰胆汁排泄、葡萄糖醛酸化或肠道 β-葡萄糖醛酸酶的药物，如丙磺舒、考来烯胺、抗生素（如红霉素、利福平、氨苄西林、氯霉素）	6. 与选择性 MAO-A 抑制药、三环类抗抑郁药、去甲肾上腺素再摄取抑制药及含有儿茶酚结构通过 COMT 代谢的药物合用时应谨慎 7. 与丙磺舒、考来烯胺、抗生素（如红霉素、利福平、氨苄西林、氯霉素）合用时应谨慎
托卡朋	托卡朋可以影响由 COMT 代谢的药物的药代动力学。然而 COMT 底物卡比多巴的药代动力学却未见受影响。托卡朋对此类型的其他药物的作用仍未评估，例如 α-甲基多巴酚丁胺、阿扑吗啡和异丙肾上腺素	应考虑在与托卡朋合用时，可能需要减低这些药物的剂量
恩他卡朋双多巴	参见“恩他卡朋”“左旋多巴”“卡比多巴”	参见“恩他卡朋”“左旋多巴”“卡比多巴”

续表

抗帕金森药	相互作用药品	风险管控措施
苯海索	1. 与乙醇或其他中枢神经系统抑制药合用时，可使中枢抑制作用加强 2. 与金刚烷胺、抗胆碱药、单胺氧化酶抑制药帕吉林及丙卡巴肼合用时，可加强抗胆碱作用，并可发生麻痹性肠梗阻 3. 与单胺氧化酶抑制剂合用，可导致高血压 4. 与制酸药或吸附性止泻剂合用时，可减弱本品的效应 5. 与氯丙嗪合用时，后者代谢加快，可使其血药浓度降低 6. 与强心苷类合用可使后者在胃肠道停留时间延长，吸收增加，易于中毒	谨慎合用，密切监测
金刚烷胺	1. 与乙醇合用，使中枢抑制作用加强 2. 与其他抗帕金森病药、抗胆碱药、抗组胺药、吩噻嗪类或三环类抗抑郁药合用，可使抗胆碱反应加强 3. 与中枢神经兴奋药合用，可加强中枢神经的兴奋，严重者可引起惊厥或心律失常	谨慎合用，密切监测

4

第四章

调配环节风险管理

第一节　处方审核

根据我国《医疗机构处方审核规范》，对帕金森药物处方进行审核，及时发现处方存在的问题，针对性提出改进措施，保证患者用药合理性和安全性。处方审核主要风险点如下。

审核药师　①取得药师及以上药学专业技术职务任职资格；②具有 3 年及以上门急诊或病区处方调剂工作经验，接受过处方审核相应岗位的专业知识培训并考核通过。

审核依据　处方审核常用临床用药依据：国家药品管理相关法律法规和规范性文件，临床诊疗规范、指南，临床路径，药品说明书，国家处方集等。

审核流程　①药师接收待审核处方，对处方进行合法性、规范性、适宜性审核；②药师判定合理处方。药师在处方手写签名（或印章）、电子处方进行电子签名。后处方进入收费和调配环节；③药师判断不合理处方，药师联系处方医师，请其确认或重新开具处方，再次进入处方审核流程。

审核内容　①合理性，处方开具人是否具有医师资格，是否在执业地点取得处方权；②规范性，处方是否符合规定的标准和格式，处方前记、正文、后记是否规范，条目是否规范；③适宜性，处方用药与诊断是否相符，处方剂量、用法、单次处方总量是否符合规定，剂型与给药途径是否适宜，是否存在重复给药和相互作用情况，是否存在配伍禁忌。

第二节　看似听似药品的风险评估

“看似”药品是指药品的标签、外包装颜色、格式等有一定的相似性的药品，可以分为药品名称（商品名与通用名）“看似”与药品包装“看似”的药品两种，二者均易导致用药差错事件。

“听似”药品是指读音或名称极为相似的药品。“听似”药品可以分为通用名“听似”的药品、商品名“听似”的药品及商品名与通用名“听似”的药品3类。

帕金森病治疗药品看似听似（LASA）药品的风险评估见表4-1。

表 4-1　帕金森病治疗药品 LASA 药品风险评估

<table>
<tr><th>药品 A</th><th>药品 B</th><th>风险点</th><th>风险管控措施</th></tr>
<tr><td>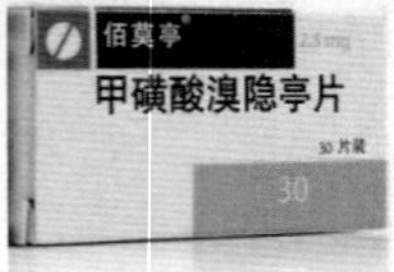
</td><td>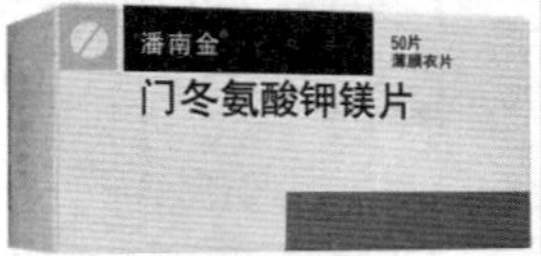
</td><td>药品包装“看似”</td><td rowspan="2">不能将 LASA 药品放在相邻位置；制作 LASA 药品图片和清单，组织药师学习、辨识 LASA 药品</td></tr>
<tr><td>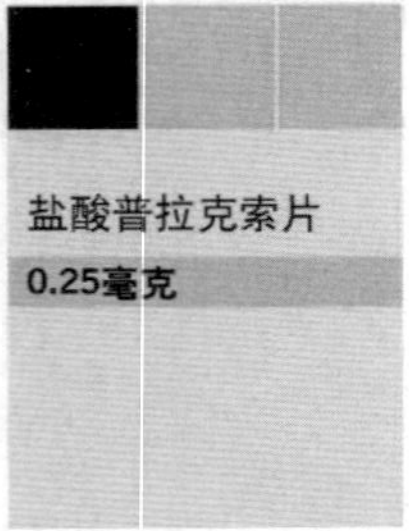
</td><td>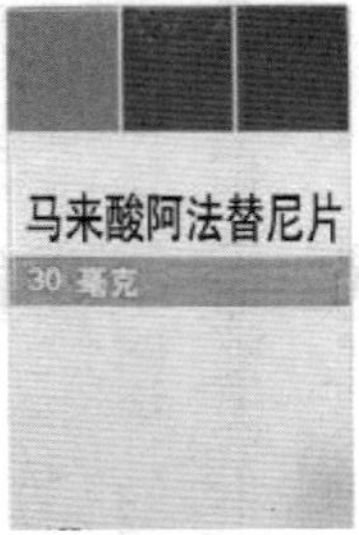
</td><td>药品包装“看似”</td></tr>
</table>

续表

<table>
<tr><th>药品 A</th><th>药品 B</th><th>风险点</th><th>风险管控措施</th></tr>
<tr><td>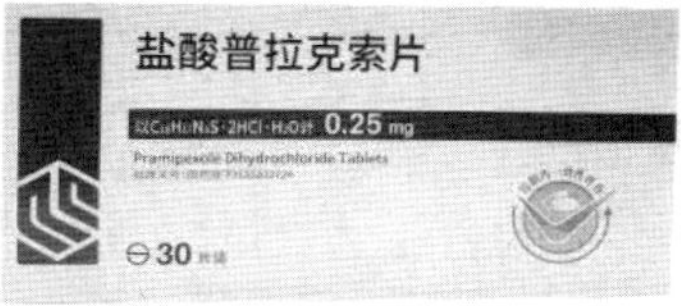</td><td>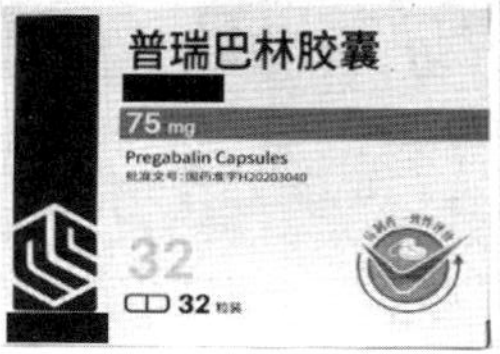</td><td>药品包装“看似”</td><td rowspan="2">不能将 LASA 药品放在相邻位置；制作 LASA 药品图片和清单，组织药师学习、辨识 LASA 药品</td></tr>
<tr><td>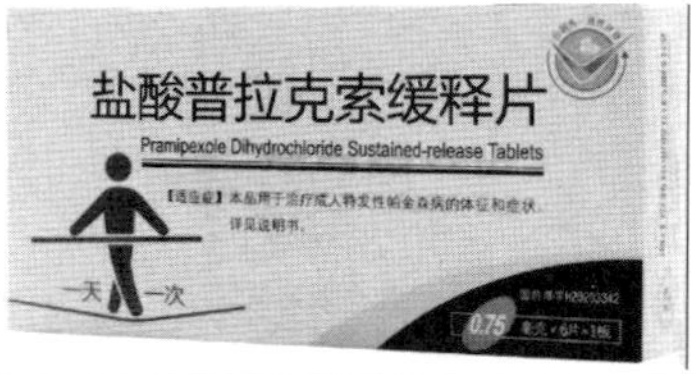</td><td>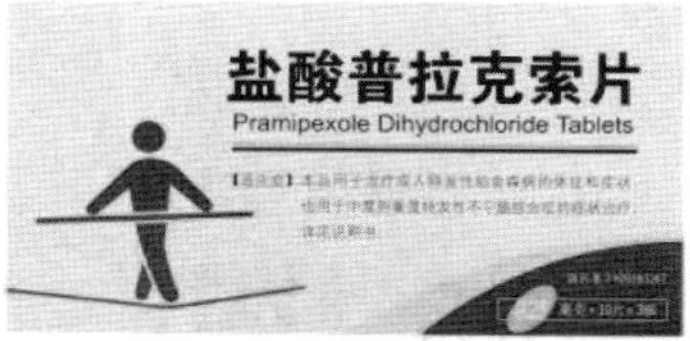</td><td>药品包装“看似”；通用名“听似”</td></tr>
</table>

续表

药品 A	药品 B	风险点	风险管控措施
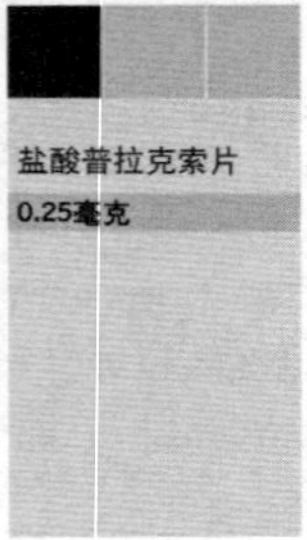	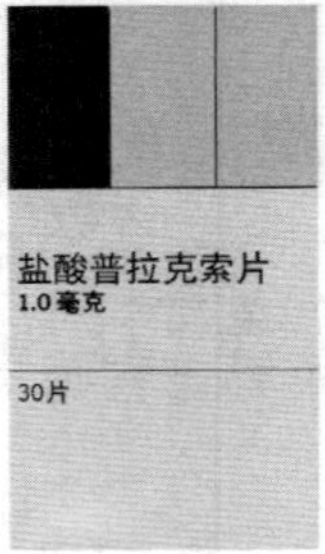	药品包装“看似”但不同规格	不能将 LASA 药品放在相邻位置；制作 LASA 药品图片和清单，组织药师学习、辨识 LASA 药品
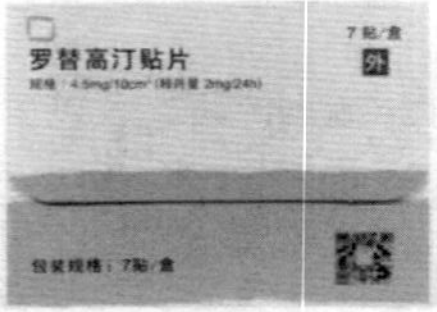	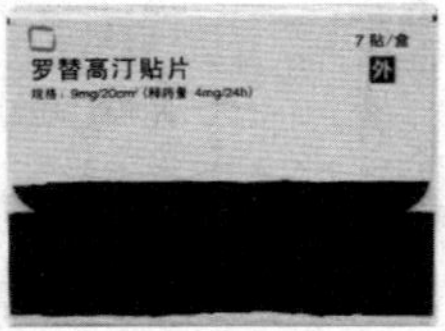 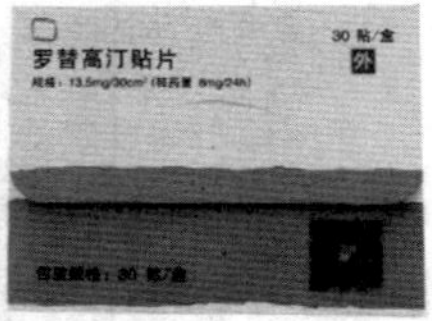	药品包装“看似”但不同规格	

续表

药品 A	药品 B	风险点	风险管控措施
复方卡比多巴片	卡左双多巴缓释片	通用名“听似”	不能将 LASA 药品放在相邻位置；制作 LASA 药品图片和清单，组织药师学习、辨识 LASA 药品
盐酸普拉克索片	盐酸普拉克索缓释片	通用名“听似”	不能将 LASA 药品放在相邻位置；制作 LASA 药品图片和清单，组织药师学习、辨识 LASA 药品
盐酸罗匹尼罗片	盐酸罗匹尼罗缓释片	通用名“听似”	不能将 LASA 药品放在相邻位置；制作 LASA 药品图片和清单，组织药师学习、辨识 LASA 药品

5 第五章

特殊患者使用管理

第一节 老年人用药风险管理

据相关报道，预测到2050年，我国60岁以上人口将超过4亿，占比达32.8%，每3人中有1个老年人。而高龄是帕金森病最常见原因之一，帕金森病的患病率随年龄增长而变化，估计40岁为0.35%，至60岁为1%，至85岁为2%。老年人群的药动学和药效学特点有异于其他年龄段人群，老年人机体器官和系统功能减退，各种生理调节功能降低，代偿恢复的速度减慢，维持机体内环境平衡稳定的能力下降，对药物反应的适应性和应变能力减弱。老年人体内药物靶组织的结构、功能改变可导致对药物敏感组织（如中枢神经系统）对药物的感受性和耐受性发生改变。对多重用药导致的药物不良反应、药物 - 药物相互作用和药物 - 疾病相互作用更为敏感且耐受性较差。老年人应用抗帕金森病药物风险点见表5-1。

表5-1 老年人帕金森病治疗用药的风险管理

药物	风险点	风险管理措施
多巴丝肼	65~78岁老年帕金森病患者与34~64岁患者相比，左旋多巴的消除半衰期和药 - 时曲线下面积均增加约25%	老年患者酌减剂量，但是没有可适用的减量建议

续表

药物	风险点	风险管理措施
卡左双多巴	老年人使用本品的安全性和有效性良好，因此对其并无特定的剂量建议	同时使用治疗帕金森病的标准药物（如金刚烷胺、多巴胺激动剂和抗胆碱能药物）可能需要调整卡比多巴 / 左旋多巴的剂量
复方卡比多巴	老年人使用本品的安全性和有效性良好，因此对并无特定的剂量建议	同时使用治疗帕金森病的标准药物（如金刚烷胺、多巴胺激动剂和抗胆碱能药物）可能需要调整卡比多巴 / 左旋多巴的剂量
普拉克索	65 岁以上老年人与较年轻者使用本品的安全性（除发生幻觉的相对风险增加外）或有效性无明显差异	无特殊注意事项。预期的不良事件多是与多巴胺能受体激动剂药效学特点相关的事件，包含恶心、呕吐、活动机能亢进、幻觉、激动和低血压
罗匹尼罗		根据临床疗效采用剂量递增疗法，故老年人无需调整剂量
吡贝地尔	尚不明确	如果老年人同时应用安定类药物（不包括氯氮平），应尽量避免应用本品。因为多巴胺能激动剂和精神安定类药品之间存在着拮抗作用，多巴胺能激动剂可以导致或者加重精神紊乱
罗替高汀	≥ 65 岁老年人与较年轻者使用本品的安全性和有效性无总体差异，但不排除部分老年人对本品更敏感	无需减少剂量

续表

药物	风险点	风险管理措施
溴隐亭	≥ 65 岁老年人与较年轻者对本品应答是否存在差异尚不明确。对 CYP3A 具有高亲和力	根据临床疗效采用剂量递增疗法。合用 CYP3A 的底物或者影响 CYP3A 活性的药物时注意药物相互作用
α- 二氢麦角隐亭	本品在老年患者与年轻患者体内的药代动力学无显著差异。不能排除 α- 二氢麦角隐亭与精神药物或降压药之间发生交互作用的可能性	老年人用药无需调整剂量。如使用其他麦角碱类药物或降血压药物的患者使用此药，应特别小心，因有可能发生副作用。可考虑降低降压药物的剂量
司来吉兰	若服用过大剂量（超过每天 30mg），会消失一些抑制单胺氧化酶 B 受体（MAO-B）的选择性，抑制单胺氧化酶 B 受体（MAO-B）开始显著增加。所以，同时服用大剂量盐酸司来吉兰片及高酪胺食品可能引发理论上的高血压危象	老年人一般无需调整剂量。合并不稳定高血压、心律失常、严重心绞痛或精神病以及前列腺肥大伴排尿困难的老年患者需特别注意。治疗期间避免使用高酪胺食品
雷沙吉兰	老年人（＞ 65 岁）的年龄对于雷沙吉兰的药代动力学影响轻微。本品几乎全部经肝脏生物转化，通过两个途径代谢。两个代谢途径均通过 CYP 介导，其中 CYP1A2 为主要代谢酶	老年人无需调整剂量。合用 CYP1A2 的底物或者影响 CYP1A2 活性的药物时注意药物相互作用
恩他卡朋	老年人使用本品的药代动力学与年轻者相似。与血浆蛋白广泛结合，主要与白蛋白结合。在治疗浓度范围内，血浆中未结合的部分约占 2%	老年人无需调整剂量。如果合并使用血浆蛋白结合率高的药物，或者患者合并低蛋白血症时需考虑是否会引起游离性药物增加

续表

药物	风险点	风险管理措施
托卡朋		无特殊调整
恩他卡朋双多巴	未在年龄大于75岁的帕金森病患者和健康志愿者中对恩他卡朋双多巴片进行研究	老年人无需调整剂量。本品禁止与非选择性单胺氧化酶抑制药合用，且此类抑制药应在开始本品治疗前至少2周停用；本品可与特异性作用于单胺氧化酶B的单胺氧化酶抑制药（如司来吉兰）合用
苯海索	老年人长期应用容易促发青光眼。伴有动脉硬化者，对常用量的抗帕金森病药容易出现精神错乱、定向障碍、焦虑、幻觉及精神病样症状	根据《中国老年人潜在不适当用药判断标准（2017年版）》，老年人慎用本品，且需严格调控剂量。可能患前列腺肥大的老年人禁用本品
金刚烷胺	口服后主要由肾脏排泄，老年人肾清除率下降	老年人慎用本品。老年人应用缓释胶囊和缓释片时无需调整；使用剂量应谨慎选择。应用速释剂型可能需要减少剂量

第二节　孕妇与哺乳期妇女用药风险管理

一、孕妇

帕金森病合并妊娠的情况较为少见，但是随着近年来高龄产妇的增加，此类患者的数量也越来越多。但目前对帕金森病患者合并妊娠的情况相关研究较少，导致神经内科及产科医生在处理此类患者时存在困难。现有文献及病例多主张妊娠期间坚持药物治疗有助于维持症状的平稳，因此为了提高产妇的生活质量以及满足其产后照顾婴儿的需求，妊娠期及合理地使用抗帕金森病药物改善运动症状是有必要的。

表 5-2 孕妇用药风险与管控措施

药物	风险点	风险管理措施
多巴丝肼	可通过胎盘屏障。动物试验观察到胎仔畸形（内脏和骨骼畸形、循环系统畸形）、其他胎仔毒性反应（表现为体重减轻、生长迟缓和重吸收发生率增加）、分娩延迟、新生仔棕色脂肪（肩胛间棕色脂肪组织）出血和血管扩张	妊娠期妇女或可能妊娠的妇女禁用本品。如用药期间出现妊娠，须停药
卡左双多巴	本品可导致家兔内脏和骨骼发育异常，但对人体的作用尚不明确	妊娠期妇女或可能妊娠的妇女用药应权衡利弊
复方卡比多巴	本品可导致家兔内脏和骨骼发育异常，但对人体的作用尚不明确	妊娠期妇女或可能妊娠的妇女用药应权衡利弊
普拉克索	尚无妊娠期妇女使用本品充分、严格对照的研究资料	妊娠期妇女用药前应权衡利弊
罗匹尼罗	尚无妊娠期妇女使用本品充分、严格对照的研究资料。尚不明确本品是否可通过胎盘	妊娠期妇女仅在利大于弊时方可使用本品。国际不宁腿综合征研究组（IRLSSG）建议，

续表

药物	风险点	风险管理措施
罗匹尼罗		妊娠期难治性不宁腿综合征需使用多巴胺能药物治疗时，可考虑使用卡比多巴 - 左旋多巴治疗（傍晚或晚上服用缓释制剂 25/100~50/200mg）
吡贝地尔	本品可通过小鼠胎盘屏障。尚缺乏妊娠期妇女使用本品的研究资料	不推荐妊娠期妇女使用本品
罗替高汀	动物试验显示本品对胚胎胎仔发育有不良影响，但尚无妊娠期妇女使用本品充分的研究资料	妊娠期妇女不得使用本品
溴隐亭	妊娠前和妊娠期使用本品不增加流产、异位妊娠、葡萄胎、早产、多胎、胎儿畸形和的风险，且对子代发育无不良影响	一旦证实妊娠，除非医疗必须，应停用本品。确实需要应用时，需密切观察
α - 二氢麦角隐亭		妊娠期妇女不得使用本品
司来吉兰	本品是否通过胎盘屏障尚不明确。动物试验观察到生育力损害、胚胎 - 胎仔损害等	妊娠期妇女使用本品应权衡利弊。一般不推荐妊娠期妇女使用本品
雷沙吉兰	尚不明确本品是否通过人类胎盘。预计本品可通过胎盘到达胚胎 - 胎儿。动物试验未观察到本品对生育力或交配性能有影响，但观察到子代存活率下降、体重减轻	妊娠期妇女应尽量避免使用本品

续表

药物	风险点	风险管理措施
恩他卡朋	尚不明确本品是否可通过胎盘。本品分子量低（约为305），可能通过胎盘到达胚胎/胎儿，但本品消除半衰期短的特性可限制其到达胚胎/胎儿的量。动物试验观察到雌鼠交配延迟，以及胎仔畸形（包括眼部畸形）增加、流产和重吸收增加、胎仔体重下降	不推荐妊娠期妇女使用本品
托卡朋	妊娠期妇女用药的安全性和有效性尚不明确	不推荐妊娠期妇女使用本品
恩他卡朋双多巴	尚无妊娠期妇女使用本品的研究资料	妊娠期妇女仅在利大于弊的情况下方可使用本品
苯海索	本品是否可通过胎盘尚不明确。有限的资料未发现本品与先天畸形存在因果关系，但有研究发现妊娠早期暴露于抗胆碱药增加轻度畸形的发生率	妊娠期妇女慎用本品
金刚烷胺	本品可通过胎盘屏障。动物试验观察到生育力损害、胚胎死亡、胎仔体重减轻、内脏和骨骼畸形增加和母体毒性。尚无妊娠期妇女使用本品的充分、良好对照的研究	妊娠期妇女慎用本品。如不慎使用，无需终止妊娠或进行侵入性检查，但应在妊娠中晚期进行胎儿超声检查

二、哺乳期妇女

哺乳期是特殊时期，由于涉及新生儿，哺乳期用药需要相当谨慎。然而，由于缺乏临床试验数据，药品生产企业为了规避风险，哺乳期用药内容存在标示不足或不明确的现象。哺乳期药物分类采用的是 PLLR 分类法，左旋多巴、多巴受体激动剂以及 MAO-B 抑制剂类属于哺乳分级 L4，即有明确证据显示哺乳期妇女用药会对婴儿造成危害；而金刚烷胺以及抗胆碱能药物属于哺乳分级 L3，即目前尚无关于该类药物的哺乳期妇女用药的对照研究数据。因此，哺乳期是否应用抗帕金森病药物，应充分权衡利弊，如确实需要服药，一般建议采取人工喂养。具体见表 5-3。

表 5-3　哺乳期妇女用药风险与管控措施

药物	风险点	风险管控措施	哺乳分级
多巴丝肼	左旋多巴可随乳汁排泄，亦可减少乳汁分泌。尚不明确苄丝肼是否随乳汁排泄，不能排除婴儿骨骼畸形的可能	哺乳期妇女用药期间避免哺乳	L4
卡左双多巴	少量本品可随哺乳大鼠乳汁排泄。尚不明确本品是否随人类乳汁排泄	哺乳期妇女应根据药物对母体的重要性考虑停药或停止哺乳	L3

续表

药物	风险点	风险管控措施	哺乳分级
复方卡比多巴	少量本品可随哺乳大鼠乳汁排泄。尚不明确本品是否随人类乳汁排泄	哺乳期妇女应根据药物对母体的重要性考虑停药或停止哺乳	L4
普拉克索	本品可随大鼠乳汁排泄，乳汁中药物浓度比血药浓度高3~6倍，但尚不明确本品是否随人类乳汁排泄；本品可抑制人类催乳素的分泌	哺乳期妇女应停药或停止哺乳	L4
罗匹尼罗	1. 本品可抑制人类催乳素分泌，可能抑制泌乳 2. 本品和（或）其代谢产物可随大鼠乳汁排泄，但是否随人类乳汁排泄尚不明确，本品可抑制人类催乳素分泌，可能抑制泌乳 3. 本品和（或）其代谢产物可随大鼠乳汁排泄，但是否随人类乳汁排泄尚不明确，哺乳期妇女用药期间不应哺乳	哺乳期妇女应停药或停止哺乳	L4
吡贝地尔	尚缺乏哺乳期妇女使用本品的研究资料	不推荐哺乳期妇女使用	
罗替高汀	本品和（或）其代谢物可随大鼠乳汁排泄，但是否随人类乳汁排泄及对乳汁量和乳儿是否有影响尚不明确。此外，本品可抑制人类催乳素分泌，可能抑制泌乳	哺乳期妇女应停药或停止哺乳	L4

续表

药物	风险点	风险管控措施	哺乳分级
溴隐亭	本品可抑制泌乳。极少数产后女性接受本品抑制泌乳治疗时出现严重不良事件，包括高血压、心肌梗死、癫痫发作、脑卒中及精神障碍，但因果关系不明	哺乳期妇女不应使用	L5
α-二氢麦角隐亭	本品可抑制泌乳	哺乳期妇女不应使用	
司来吉兰	本品及其代谢物可随大鼠乳汁排泄，但是否随人类乳汁排泄尚不明确。个案报道未在乳儿血浆中检测到本品及其代谢物	哺乳期妇女使用本品期间或停用本品透皮制剂后5日内，不推荐哺乳。使用本品口腔崩解片期间和停药后7日内不建议哺乳	L4
雷沙吉兰	尚不明确本品是否随人类乳汁排泄。预计本品可随人类乳汁排泄。大鼠研究显示本品可抑制催乳素分泌	哺乳期妇女慎用	L4
恩他卡朋	本品可随大鼠乳汁排泄，是否随人类乳汁排泄尚不明确	哺乳期妇女使用本品期间不应哺乳	
托卡朋	动物试验显示本品可随乳汁排泄	哺乳期妇女使用本品期间不应哺乳	
恩他卡朋双多巴	恩他卡朋和卡比多巴可随动物乳汁排泄，但恩他卡朋、左旋多巴、卡比多巴是否随人类乳汁排泄尚不明确	哺乳期妇女慎用	

续表

药物	风险点	风险管控措施	哺乳分级
苯海索	本品是否可随乳汁排泄尚不明确。有哺乳期妇女用药后乳儿未出现明显不良反应的报道。长期使用本品可能减少乳汁分泌，但单次给药不大可能影响哺乳	哺乳期妇女慎用	L3
金刚烷胺	本品可随乳汁排泄，且可能影响乳汁生成和分泌	哺乳期妇女使用本品应权衡利弊。一般哺乳期妇女禁用	L3

第三节　肝肾功能不全患者用药风险管理

一、肝功能不全患者

肝脏是药物代谢的重要器官，肝功能不全时常伴有肝细胞的坏死和不同程度的肝细胞纤维化，使肝脏血流量降低，微粒体内代谢酶减少，从而使药物的代谢减慢、半衰期延长，进而导致药物蓄积。长期的肝脏疾病还可使肝脏的蛋白合成能力减弱，使血中的血浆蛋白的数量降低或结合部位的性质发生改变，对药物的蛋白结合减少，会使游离型药物的浓度增加，容易引起不良反应，甚至发生蓄积中毒。肝功能不全患者选择抗帕金森病药物时，要充分考虑药物对肝功能的影响、药物的代谢途径和代谢酶活性、肝脏摄取率、药物与血浆蛋白结合率、药物之间相互作用等，根据肝功能不全分级、药动学参数进行药物剂量的调整，制定肝功能不全患者的个体化给药方案。用药风险与管控措施见表 5-4。

表 5-4　肝功能不全患者帕金森病治疗用药的风险管理

药物	风险点	风险管理措施
多巴丝肼	左旋多巴被广泛代谢，两个主要的代谢途径是多巴脱羧酶的脱羧作用和儿茶酚 -*O*-甲基转移酶（COMT）的 *O*-甲基化作用	肝功能损害失代偿期的患者禁用
卡左双多巴	尚无明确研究	密切观察
复方卡比多巴	尚无明确研究	密切观察
普拉克索	肝衰竭患者可能无需调整剂量	肝衰竭患者可能无需调整剂量
罗匹尼罗	本品在肝脏广泛代谢，主要经 CYP1A2 代谢，通过 *N*-脱丙基作用和羟基化形成无活性的代谢产物	肝功能损害者慎用。合用 CYP1A2 的底物或者影响 CYP1A2 活性的药物时注意药物相互作用
吡贝地尔	吡贝地尔大部分经肝脏代谢	肝功能障碍时可能需要调整剂量，但是没有可适用具体的指导原则。肝衰竭患者慎用

续表

药物	风险点	风险管理措施
罗替高汀	肝功能损伤：已有研究以中度肝损伤患者（Chold-Pugh 分类 -B 级）为对象探究了肝功能损伤对罗替高汀药代动力学的影响。肝功能损伤对罗替高汀的血浆浓度无影响。尚无研究探究严重肝功能损伤对罗替高汀代谢的影响	轻度至中度肝功能损害者无需调整剂量。如肝功能损害恶化，可能需减少剂量
溴隐亭	主要在肝脏代谢，对 CYP3A 具有高亲和力，环肽部分的脯氨酸环的羟基化为其主要的代谢途径	肝功能损害者必要时需调整剂量
α - 二氢麦角隐亭	本品 97% 由肝脏代谢，经粪便排泄，尿排泄不超过 3%	密切观察
司来吉兰	司来吉兰在肝脏内广泛代谢，可能归因于肠道和肝脏的系统前清除	轻中度肝功能损害时，口服 1.25mg/d，视临床反应而定。重度肝功能不全禁用
雷沙吉兰	本品几乎全部经肝脏生物转化，通过两个途径代谢。两个代谢途径均通过 CYP 介导，其中 CYP1A2 为主要代谢酶。轻度肝功能损害者的 AUC 和 C_{max} 分别增加 80% 和 38%。中至重度肝功能损害者的 AUC 和 C_{max} 分别增加 568% 和 83%	雷沙吉兰应避免用于中重度肝功能损害患者。轻度肝功能损害患者开始服用本品时应谨慎。如果患者的肝功能损害由轻度进展为中度时，应停止服用雷沙吉兰

续表

药物	风险点	风险管理措施
恩他卡朋	本品的清除主要通过非肾脏代谢途径。据估计有80%~90%的药物经粪便排泄。轻到中度肝功能不全（Child-Pugh分级为A和B）患者的药物代谢减慢，吸收期和清除期本品的血浆浓度增加	肝功能不全禁用
托卡朋	在上市后的应用中已报道有肝细胞损伤，包括暴发性肝功能衰竭而导致死亡的病例	因服用本品有损害肝脏的危险，患肝脏疾病的患者以及目前SGPT/ALT或SGOT/AST超过正常值上限的患者禁用本品
恩他卡朋双多巴	未对肝损伤患者体内卡比多巴和左旋多巴的药代动力学特征进行专门的评估。但是，由于经胆汁排泄是恩他卡朋的主要排泄途径，并且当恩他卡朋200mg单独服用时，肝损伤对恩他卡朋的药代动力学有显著的影响	有胆管堵塞或肝病的患者接受本品治疗时应谨慎，可能需要减量
苯海索	尚无明确研究	肝功能损害患者使用本品时应进行密切观察
金刚烷胺	在体内几乎不代谢，仅有少量乙酰化代谢物	肝功能异常一般不需要调整剂量

二、肾功能不全患者

肾脏是人体的重要器官，其基本功能包括生成尿液，排泄体内代谢产物和进入体内的有害物质，调节水、电解质及酸碱平衡，维持血压和机体内环境的稳定等。大多数药物以原型或其代谢产物形式完全或部分随尿液经肾脏排泄。当肾功能不全时，药物及其代谢产物的药理效应强度和持续时间将随之改变，即对药物的药代动力学和药效动力学产生影响。肾功能不全患者用药时，应根据肾功能损害的程度，调整有些药物剂量（尤其主要经肾脏代谢和排泄的药物），同时慎用或忌用易导致肾损伤的药物。用药风险与管控措施见表5-5。

表5-5 肾功能不全患者帕金森病治疗用药的风险管理

药物	风险点	风险管理措施
多巴丝肼	左旋多巴的代谢物几乎都从肾脏排泄。64%的苄丝肼通过肾脏排泄	肾功能损害（透析者除外）失代偿期的患者禁用
卡左双多巴	尚无明确研究	密切观察
复方卡比多巴	尚无明确研究	密切观察
普拉克索	肾脏排泄是普拉克索消除的主要途径，普拉克索的90%剂量从尿液中回收，几乎全部作为未改变的药物。普拉克索的肾脏清除率约为400 ml/min（CV=25%），约为肾小球滤过率的3倍	1. 即释剂型：① CrCl 大于50ml/min，起始剂量为0.125mg口服，每日3次，最大剂量为1.5mg，每日3次；② CrCl 30~50ml/min，起始剂量为0.125mg口服，每日2次；最大剂量为0.75mg，每日3次；③ CrCl 15~30ml/min 起始剂量为0.125mg口服，每日1次；最大剂量为1.5mg，每日1次；④ CrCl 小于15ml/min 或血液透析的病人，无相关数据

续表

药物	风险点	风险管理措施
普拉克索		2. 缓释剂型：① CrCl 30~50ml/min，初始剂量，0.376mg，隔日服用；可以在 1 周后调整剂量之前，增加为每日 1 次（剂量增加幅度为 0.375mg，直至 2.25mg/d）；调整剂量的频率不能超过每周 1 次；② CrCl 小于 30ml/min 或血液透析患者禁用
罗匹尼罗	本品的清除率为 47L/h，不足 10% 的药物以原型药物随尿排泄	中度肾功能损害者无需调整剂量。接受透析的终末期肾病患者，普通片的初始剂量为一次 0.25mg，一日 3 次，缓释片的初始剂量为一次 2mg，一日 1 次。随后根据耐受性和有效性递增剂量，最大日剂量为 18mg；透析后无需补充给药
吡贝地尔	肾衰竭患者慎用	肾衰竭患者慎用
罗替高汀	已有研究以轻度到重度肾损伤患者为对象（包括需要透析的患者）探究了肾功能损伤对罗替高汀药代动力学影响，并与健康受试者进行了对比。肾功能损伤对罗替高汀的血浆浓度无影响（甚至是需要血液透析的终末期肾病）。在未进行透析的严重肾功能损害（即肌酐清除率 15~30ml/min）的受试者中，其偶联代谢物增加了一倍	肾功能损害者无需调整剂量

续表

药物	风险点	风险管理措施
溴隐亭	原型药物及代谢物绝大部分经肝脏排泄，仅6%经肾排泄	肾功能损害者无需调整剂量
α-二氢麦角隐亭	仅有少量药物是通过肾脏代谢的	肾功能不全者无需减少剂量
司来吉兰	特定剂量的司来吉兰全身暴露的程度在个体之间有很大的差异。目前还没有对全身清除率的估计值	轻度或中度肾功能不全患者不需要调整剂量。重度肾功能不全时禁用
雷沙吉兰	轻中度肾功能不全患者的雷沙吉兰血浆浓度不会增加。尚未在患有严重肾功能不全的患者中进行研究	轻度或中度肾功能不全患者不需要调整雷沙吉兰的剂量
恩他卡朋	肾功能不全不影响本品的药代动力学	肾功能不全者无需调整剂量。接受透析的患者应考虑延长给药间隔
托卡朋	肌酐清除率为30~130ml/min时，本品的药代动力学不受肾脏功能影响。肌酐清除率低于25ml/min的患者用药安全性尚不明确	对于轻度或中度肾损伤者无需作剂量调整，重度肾功能损伤的患者需使用本品时，应极为慎重。对于肌酐清除率低于25mg/min的患者的托卡朋用药安全性尚未确定
恩他卡朋双多巴	肾损害不会影响恩他卡朋的药代动力学特征。目前没有专门研究肾功能不全时左旋多巴和卡比多巴的药代动力学特征的试验报道	重度肾损害患者包括接受透析治疗的患者在使用本品治疗时必须注意

续表

药物	风险点	风险管理措施
苯海索	肾功能不全时排泄减慢。有蓄积作用	肾损害患者使用本品时应进行密切观察
金刚烷胺	口服后主要由肾脏排泄，90% 以上以原型经肾随尿排出，部分可被动重吸收，在酸性尿中排泄率增加	1. 速释剂型：①轻度肾功能损害，第一天 200mg 口服，之后 100mg 口服每日一次。②中度肾功能损害，第一天 200mg 口服，之后 100mg 口服，两天 1 次。③重度肾功能损害及终末期肾衰，200mg 口服，每 7 天 1 次。④血液透析患者 200mg 口服，每 7 天 1 次 2. 缓释剂型：①轻度肾功能损害无需调整剂量。②中度肾功能损害，缓释胶囊初始剂量，68.5mg 口服，每日睡前 1 次；初始剂量 1 周后，可 137mg 口服，每日睡前 1 次。③重度肾功能损害使用期间，68.5mg 口服，每日一次。④终末期肾衰禁用

第四节　儿童及其他特殊患者用药风险管理

帕金森病主要见于中老年人，儿童期帕金森病并不多见。通常是由于应用药物引起的药源性帕金森综合征，也有些是因为基因突变引起的。目前儿童帕金森用药经验有限，可酌情选择左旋多巴（通常与外周多巴脱羧酶抑制剂合用）、多巴受体激动剂、MAO-B 抑制剂和抗胆碱能药物。

6

第六章

不良反应 / 不良事件及并发症的风险管理

第一节 药品不良反应与防范措施

帕金森病治疗药品不良反应包括消化道反应、精神症状、心血管反应、神经系统反应等。消化道不良反应主要包括恶心、呕吐等；精神症状是指患者在用药后出现幻觉、兴奋等症状，有些患者会出现睡眠障碍，如嗜睡、失眠、睡眠质量差等；心血管系统比较常见的是直立性低血压。长期用药的患者也可能出现运动障碍、冲动发生障碍、强迫性购物等。不良反应与风险管理措施见表 6-1。

表 6-1 帕金森病治疗用药不良反应的风险管理

药物	风险点描述	风险管理措施
复方左旋多巴		
多巴丝肼，卡左双多巴，复方卡比多巴	1. 消化道反应：80% 出现恶心、呕吐和食欲减退等，还可引起腹胀、腹痛、腹泻等 2. 心血管反应：可引起轻度体位性低血压，继续服药可因耐受性而逐渐减轻或消失。另外，DA 可兴奋心脏 β 受体，引起心律失常、心绞痛和心动过速 3. 精神障碍：表现为失眠、焦虑、噩梦、狂躁等兴奋症状，尤其是高	1. 胃肠道不良反应主要发生在治疗的开始阶段，通过与食物或饮料同服或者缓慢增加剂量可基本加以控制 2. 采用小剂量逐渐增加剂量的方案可增加患者对不良反应的耐受 出现运动障碍、体位性低血压、病理性赌博、性欲增高、性欲亢进等不良反应时，减小用药剂量通常能改善、消除症状 3. 运动并发症通常可以通过调整剂量或少量多次给药，

续表

药物	风险点描述	风险管理措施
多巴丝肼，卡左双多巴，复方卡比多巴	龄者可出现幻觉、妄想等，需减量或更换药物 4. 神经系统：在治疗后期，可能出现运动障碍（如舞蹈病样动作或手足徐动症）。随治疗时间的延长，也可能出现治疗反应的波动，包括：冻结发作、剂末恶化和“开 - 关”现象等。可能出现病理性赌博、性欲增高和性欲亢进，尤其在高剂量时 5. 血液和淋巴系统：极个别病例报道有溶血性贫血、一过性白细胞减少和血小板减少 6. 肝肾功能：可能出现转氨酶、碱性磷酸酶、尿素氮升高。尿液颜色可见改变，通常为淡红色，静置后颜色变深 7. 排尿困难：老年人更易发生	来消除或者使其耐受，随后可逐步增加剂量来加强疗效 4. 在长期使用含左旋多巴的药物治疗时，应定期检查血细胞以及肝、肾功能 5. 左旋多巴和 DAs 均小剂量联合使用，充分利用两种药物的协同效应和延迟剂量依赖性不良反应
多巴胺受体激动剂		
普拉克索	与左旋多巴联用时最常见的不良反应是运动障碍。便秘、恶心和运动障碍往往随治疗进行逐渐消失。治疗初期可能发生低血压，尤其本品药量增加过快时 精神障碍：失眠、幻觉、精神错乱	1. 采用小剂量逐渐增加剂量的方案可增加患者对不良反应的耐受 2. 出现运动障碍、体位性低血压等不良反应时，减小用药剂量通常能改善、消除症状 3. 在本品开始治疗前，患者应被告知可能会发生困倦，

续表

药物	风险点描述	风险管理措施
普拉克索	神经系统异常：眩晕、运动障碍、嗜睡 胃肠道异常：恶心，便秘 全身异常：外周水肿	特别是询问可能增加本品风险的因素，如同时合用镇静药物以及增加本品血药浓度的药物（如西咪替丁等）。如果患者发生显著的日间睡意或在活动中发生入睡（如谈话、吃饭等），通常应停止服用本品。应建议患者服药期间不要开车以及避免其他潜在的危险活动 4. 通常需要密切监测直立性低血压的症状，特别是在剂量增加过程中，并且应该被告知该风险 5. 左旋多巴和 DAs 均小剂量联合使用，充分利用两种药物的协同效应和延迟剂量依赖性不良反应
罗匹尼罗	常见不良反应为日常活动期间入睡，晕厥，症状性低血压、低血压、直立性低血压，血压升高和心率变化，幻觉，异动症，重症精神障碍，多巴胺能治疗事件，视网膜病理学改变	同“普拉克索”
吡贝地尔	敏感病人可出现轻微胃肠道反应，如恶心、呕吐、胀气。可出现血压异常（体位性低血压）或嗜睡	于两餐之间服药、调整剂量和（或）加用延脑催吐化学感应区的拮抗剂（如多潘立酮）可减轻该副作用 余同“普拉克索”

续表

药物	风险点描述	风险管理措施
罗替高汀	治疗开始时可能发生多巴胺能不良反应，如：恶心和呕吐。继续治疗时，这些反应通常为轻度或中度，且呈一过性。接受本品治疗的患者中，超过10%的患者出现恶心、呕吐、给药部位反应、嗜睡、头晕和头痛的不良反应。个别患者可能出现视物模糊、视力受损、闪光幻觉	1. 给药部位可能出现皮肤反应，通常为轻度或中度。建议每日轮换给药部位（例如：从右侧到左侧，从上身到下身）。避免14天内在同一部位重复应用。如果给药部位反应持续数天或持久存在，或程度加重、皮肤反应扩散至给药部位以外，应评估患者个体的风险 / 获益比 2. 本品贴剂的背衬层含铝。患者在接受磁共振成像（MRI）或心脏复律时需移除贴片，以免皮肤灼伤 3.本品贴剂含有焦亚硫酸钠，可引发一些易感人群发生过敏反应，包括过敏症状和危及生命或不太严重的哮喘发作 4. 处置：本品贴剂在使用后仍含有活性成分。移除后，用过的贴片应对折，粘贴面向内，使基质不外露，置于原包装袋内，然后丢弃到儿童不可触及处。任何使用过或未使用过的贴片应按照当地要求进行处置或退回药房 5. 建议定期或发生视力异常时进行眼科检查
溴隐亭	1. 服药后头几天可能会发生恶心、呕吐、头痛、眩晕或疲劳 2. 极少数病例服用本品后发生体位性低血压 3. 在大剂量治疗时，可	1. 与食物同进，可能减轻胃肠反应。在服用溴隐亭之前1小时服用止吐药可抑制恶心头晕。随着用药时间延长，患者耐受性增强 2. 建议对于能够走动的患者应

续表

药物	风险点描述	风险管理措施
溴隐亭	能会发生幻觉、意识精神错乱、视觉障碍、运动障碍、口干、便秘、腿痉挛等 4. 在长期治疗中，特别对于有雷诺现象病史者，可能偶发可逆性低温诱发指/趾苍白。还可能出现皮肤网状青斑，腹膜纤维化，胸膜增厚和积液 5. 病理性赌博、性欲增高和性欲亢进 6. 影响泌乳素水平，有可能引起黄体功能障碍	测量站位血压 3. 有精神病史或严重心血管病史的病人服用大剂量溴隐亭片时，需要小心谨慎 4. 针对胸膜肺部疾患进行彻底检查并且停用溴隐亭片 5. 服用溴隐亭后可能发生视觉障碍，因此在驾驶或操控机器时应特别小心 6. 监测泌乳素水平，绝经后妇女应每半年检查一次，月经正常的妇女应每年检查一次 7. 副作用多为剂量依赖性，减量就能够使症状得到控制 8. 溴隐亭片治疗后，生育能力可能恢复。建议不希望怀孕的育龄妇女采取可靠的（非激素）避孕措施。而想要怀孕的育龄妇女在已证实怀孕后则应即刻终止治疗
α-二氢麦角隐亭	患者可能主诉恶心，呕吐、嗳气、胃部烧灼感、消化不良、眩晕、低血压、直立性低血压、乏力、嗜睡、焦虑、头痛和心动过速。不适应症状一般出现在服药早期本品与左旋多巴合并治疗时，出现过诸如嗳气、胃部灼感、晕厥和头痛等；也有出现水肿的报道	1. 降低剂量，不良反应的症状可能得到缓解 2. 由于本品的化学结构与麦角衍生物相似，对于曾有过精神病史，严重的心血管疾病、消化道溃疡或出血的病人予以大剂量时要特别注意 3. 合用其他麦角碱药物或对动脉血压有作用的药物时，必须特别注意其可能增强的效应 4. 不希望怀孕的育龄妇女采取可靠的（非激素）避孕措施。而想要怀孕的育龄妇女在已证实怀孕后则应即刻终止治疗

续表

药物	风险点描述	风险管理措施
单胺氧化酶 B 型抑制剂		
司来吉兰	1. 单独服用本品后可能出现口干、短暂血清转氨酶升高及睡眠障碍（如失眠） 2. 由于本品能增加左旋多巴的效果，左旋多巴的副作用也会增加。可能出现不随意运动、恶心、激越、错乱、幻觉、头痛、体位性低血压及眩晕，排尿困难及皮疹 3. 可能加重患有不稳定性高血压、心律失常、重度心绞痛、精神病患者或有消化性溃疡病史患者的病情 4.MAO 抑制剂可能增强全身麻醉用中枢神经镇静剂的效应 5. 发生冲动控制障碍和强迫行为，如病理性赌搏、性欲增加、性欲亢进、暴食症、强制性购物和不同种类强迫性	1. 对联合使用本品与左旋多巴的患者进行监测。出现不良反应可减少左旋多巴剂量 2. 在不稳定性高血压、心律失常、重度心绞痛、精神病患者或有消化性溃疡病史的患者中用药时须特别谨慎 3. 重度肝或肾功能障碍患者中用药时须谨慎 4. 在手术全身麻醉期间接受 MAO 抑制剂的患者中用药时须谨慎 5. 应定期监测患者冲动控制障碍的发生。患者及其看护者应知晓治疗中所观察到的冲动控制障碍的行为症状，包括强迫，强迫思维，病理性赌博，性欲增强，性欲亢进，强迫行为以及强迫消费或购物
雷沙吉兰	1. 在单一治疗中，本品发生率较高的不良反应有头痛、流感样症状、消化不良、关节痛、抑郁，关节炎、鼻炎、结膜炎、接触性皮炎、皮肤腺瘤、尿急等不良反应较为少见 2. 在辅助治疗中，发生率较高的不良反应有腹	同“司来吉兰”

续表

药物	风险点描述	风险管理措施
雷沙吉兰	痛、突然性损伤、体位性低血压、便秘、关节痛、体重减少、运动障碍、皮疹，其余还有呕吐、厌食、口干、张力障碍、噩梦等	
儿茶酚 -*O*- 甲基转移酶抑制剂		
恩他卡朋	常见的不良反应有腹泻、帕金森病症状加重、头晕、腹痛、失眠、口干、疲乏、幻觉、便秘、肌张力障碍、多汗、运动功能亢进、头痛、腿部痉挛、意识模糊、噩梦、跌倒、体位性低血压、眩晕和震颤、尿液变色	1. 本品作为左旋多巴的辅助治疗药物，左旋多巴的风险管控措施适用于本品。为减少与左旋多巴相关的多巴胺能不良反应，通常需要根据患者的临床表现在本品治疗的最初几天至几周内调整左旋多巴的剂量 2. 驾驶和操作机械时应慎用 3. 对正在腹泻的患者，推荐对其体重进行跟踪，在发生长期或持续腹泻时，应停用恩他卡朋，并考虑对患者进行治疗或考察
托卡朋	常见的不良反应运动障碍、恶心、睡眠紊乱、肌张力障碍、多梦、厌食、肌肉痛性痉挛、直立性不适、嗜睡、腹泻、精神错乱、眩晕、头痛、幻觉、呕吐、便秘、疲劳、肝功能异常、上呼吸道感染、虚脱、多汗、尿道感染、口干、腹痛、尿液变色	1. 在开始用药前，首先检查患者肝功能，然后在治疗的第一年应每两周检查一次，以后的6个月里每4周检查一次，此后每8周检查一次。如果一旦超过正常上限或出现肝功能损伤的临床症状及体征（持续性恶心、乏力、厌食、黄疸、尿色加深、瘙痒及右上腹不适等），应马上停药 2. 对曾有过低血压晕厥发作史的患者，应更为谨慎。患者不要从坐或躺姿快速抬

续表

药物	风险点描述	风险管理措施
托卡朋		高体位，尤其已经保持这种姿势很长时间，更不能迅速转变体位，以防出现晕厥 3. 服药期间如出现中至重度的腹泻患者，需停药 4. 在服用托卡朋的患者中可能出现幻觉，需注意监测。一旦发生幻觉，可通过减少左旋多巴多巴的用量达到改善，如仍无明显好转，则需停药 5. 服用托卡朋时，患者会感觉与左旋多巴有关的不良反应加重。减少左旋多巴的剂量时，这些不良反应往往会减轻。若停用托卡朋片，医生应考虑增加患者每日左旋多巴的剂量，防止发生神经抑制性恶性综合征 6. 在服用托卡朋片期间，可能出现反应力下降，不要驾车或操作复杂机器
恩他卡朋双多巴	最常见不良反应为异动症、胃肠道症状，包括恶心和腹泻；肌肉、骨骼肌和结缔组织疼痛和无害的尿液变红棕色（色素尿）	同“恩他卡朋”“复方左旋多巴”
抗胆碱能药		
苯海索	常见口干、视物模糊等，偶见心动过速、恶心、呕吐、尿潴留、便秘等。长期应用可出现嗜睡、抑郁、记忆力下降、幻	1. 心血管功能不全者，高血压患者，肠梗阻或有此病史者，重症肌无力患者，肾功能障碍者，有锥体外系反应的精神病患者慎用

续表

药物	风险点描述	风险管理措施
苯海索	觉、意识浑浊	2. 对 60 岁以下的患者，需告知长期应用可能会导致认知功能下降，所以要定期筛查认知功能，一旦发现认知功能下降则应停用；对 60 岁以上的患者尽可能不用或少用；若必须应用则应控制剂量
其他		
金刚烷胺	眩晕、失眠和神经质，恶心、呕吐、厌食、口干、便秘。偶见抑郁、焦虑、幻觉、精神错乱、共济失调、头痛，罕见惊厥。少见白细胞减少、中性粒细胞减少	1. 有癫痫史、精神错乱、幻觉、充血性心力衰竭、肾功能不全、外周血管性水肿或直立性低血压的患者应在严密监护下使用 2. 用药期间不宜驾驶车辆，操纵机械和高空作业 3. 每日最后一次服药时间应在下午 4 时前，以避免失眠

第二节　帕金森病的运动症状及并发症风险管理

帕金森病进入中晚期阶段后，运动症状进一步加重，行动迟缓更加严重，日常生活能力明显降低，出现姿势平衡障碍、冻结步态，容易跌倒。另外，运动并发症（症状波动和异动症）也是帕金森病中晚期阶段的常见症状，严重影响患者的生活质量，给临床治疗带来较棘手的难题，见表 6-2。

表 6-2　帕金森病相关运动症状及并发症的风险管理

风险点	风险描述	产生原因	风险管理措施
跌倒			
跌倒风险	跌倒是帕金森病患者极为常见的现象，限制患者躯体活动能力，生活期望值下降，并会影响其心理状况，降低生活自理信心	1. 运动症状：静止性震颤、运动迟缓、肌强直和姿势平衡障碍等运动症状会导致帕金森病患者发生跌倒 2. 非运动症状：睡眠障碍、精神障碍、尿频、体位性低血压等也是跌倒的影响因素 3. 药物因素：帕金森病患者跌倒的风险随着抗帕金森病药物数量的增加而增加。很多抗帕金森病药物可能导致体位性低血压。另外，帕金森病患者也同时服用精神类药物，如抗精神病药、镇静催眠药，这些药物都有导致跌倒的风险 4. 环境因素：住院患者跌倒多发生在夜间，尤其在病床高度过高、椅子过低、病房门槛过高、床脚刹车未及时固定、呼唤器不易触及等情况下。居家环境主要问题包括生活空间凌乱	1. 减少或避免导致跌倒发生的因素，如延缓运动症状的加重，改善体位性低血压，改善环境，调整药物的品种、剂量、使用方法，增加照护者、患者跌倒防范意识 2. 药物调整：改善患者的运动症状，可以增加在用药物的剂量或添加尚未使用的不同作用机制的抗帕金森病药物，可以根据临床症状学（震颤还是强直少动为突出），以及对在用多种药物中哪一药物剂量相对偏低或治疗反应相对更敏感的药物而增加剂量或添加药物。部分冻结步态的患者对增加复方左旋多巴剂量或添加 MAO-B 抑制剂和金刚烷胺可能奏效 3. 运动疗法：步态训练、平衡训练、

续表

风险点	风险描述	产生原因	风险管理措施
跌倒风险		且拥挤、灯光不适、楼梯不安全、地板和卫生间存在安全隐患。在居家环境中容易发生跌倒的地点通常为卫生间、卧室和厨房，其中卫生间是跌倒发生率最高的室内场所 5. 家庭、社会：部分照护者及患者由于长时间步态异常未发生严重后果或经常摔倒，出现思想麻痹。照护者对患者跌倒的风险认识不足、对患者防跌倒能力估计过高、对患者多次跌倒不重视、医院宣教不到位，导致照护者及患者防范意识差，增加患者跌倒风险	综合训练如太极拳等 4. 日常功能训练：日常功能训练包括鼓励患者自行穿衣、拉拉链、系扣子，加强上下肢的配合训练 5. 现代化仪器设备：压力感应垫、防身报警器、老年人安全防摔帽、老年人防摔拐杖等
症状波动			
剂末现象	又称疗效减退或剂末恶化，是指每次用药的有效作用时间缩短，症状随血液药物浓度发生规律性波动	帕金森病的病理改变和外源左旋多巴非生理性给药方式是运动并发症发生的主要原因，且后者可能占主导作用 随着帕金森病的病程进展，中脑黑质多巴胺能神经元进行性丢失，多巴胺储存能力及脑内多巴胺含量持	1. 避免饮食（含蛋白质）对左旋多巴吸收及通过血脑屏障的影响，需在餐前1小时或餐后1.5小时服用复方左旋多巴，调整蛋白饮食可能有效 2. 不增加服用复方左旋多巴的每日总剂量，而适当增加

续表

风险点	风险描述	产生原因	风险管理措施
剂末现象		续降低，对外源性左旋多巴血药浓度的缓冲能力逐渐减弱在此病理基础上，外源左旋多巴药物间断性供给方式对多巴胺受体的“脉冲式”刺激逐渐增强，纹状体直接和间接通路功能失衡，导致突触后膜多巴胺受体表达水平和功能异常 谷氨酸能系统、5-羟色胺能系统、腺苷能系统、大麻素系统、肾上腺素能系统和阿片系统等非多巴胺能神经递质系统以直接或间接的方式影响多巴胺能受体信号转导通路的功能，发生不同程度的异常激活或抑制，共同引发皮质-基底节环路神经元放电模式、代谢物质等变化，从而诱发运动并发症	每日服药次数，减少每次服药剂量（以仍能有效改善运动症状为前提） 3. 复方左旋多巴由常释剂换用缓释片以延长作用时间 4. 加用长半衰期DAs。若已用DAs中的一种而出现不良反应或疗效减退可试换用另一种 5. 加用COMT抑制剂 6. 加用MAO-B抑制剂 7. 腺苷A2受体拮抗剂伊曲茶碱对症状波动的治疗被评估为可能有效 8. 手术治疗
开-关现象	是指帕金森病患者长期应用左旋多巴类药物后出现的药效波动现象。“关”主要	同“剂末现象”	1. 选用长半衰期的非麦角类DAs，其中普拉克索、罗匹尼罗、罗替高汀证据较为充分。每日1次的DAs缓释片较常释片的血药浓

续表

风险点	风险描述	产生原因	风险管理措施
开 - 关现象	表现为突然出现肢体僵直，运动不能。“开”时尽管未加用任何相关治疗，而突然活动正常，肢体僵硬消失，可以自如活动。开关现象不可预测，使得帕金森病症状在突然缓解和突然加重之间转换，缓解时常有不自主运动，加重时全身僵硬、寸步难行		度更平稳，可能改善“开 - 关”现象的作用更满意，以及依从性更高 2. 对于口服药物无法改善的严重“关期”患者，可考虑采用持续皮下注射阿扑吗啡或左旋多巴肠凝胶灌注 3. 手术治疗
异动症			
剂峰异动症	患者脑内左旋多巴浓度达高峰时出现的异动症，表现为头面部、四肢或躯干的不自主舞蹈样或肌张力障碍样动作	同“剂末现象”	1. 减少每次复方左旋多巴的剂量，若伴有剂末现象可增加每日次数 2. 若患者是单用复方左旋多巴，可适当减少剂量，同时加用 DAs，或加用 COMT 抑制剂 3. 加用金刚烷胺或金刚烷胺缓释片

续表

风险点	风险描述	产生原因	风险管理措施
剂峰异动症			4. 加用非经典型抗精神病药如氯氮平 5. 若在使用复方左旋多巴缓释片，则应换用常释剂，避免缓释片的累积效应
双相异动症	出现在左旋多巴剂初和剂末，即在药效起始和结束时发生，表现为头面部、四肢或躯干的不自主舞蹈样或肌张力障碍样动作	同“剂末现象”	1. 若在使用复方左旋多巴缓释片应换用常释剂，最好换用水溶剂，可以有效缓解剂初异动症 2. 加用长半衰期的 DAs 或加用延长左旋多巴血浆清除半衰期、增加曲线下面积（AUC）的 COMT 抑制剂，可以缓解剂末异动症，也可能有助于改善剂峰异动症
肌张力障碍	主要表现为足或小腿痛性肌痉挛，常见于晨起服药前	同“剂末现象”	肌张力障碍包括清晨肌张力障碍、关期肌张力障碍和开期肌张力障碍 1. 对清晨肌张力障碍的处理方法为：①睡前加用复方左旋多巴缓释片或 DAs。②也可在起床前服用复方左旋多巴水溶剂或常释剂 2. 对“关”期肌张

续表

风险点	风险描述	产生原因	风险管理措施
肌张力障碍			力障碍的处理方法为：①增加复方左旋多巴的剂量或次数。②加用 DAs、COMT 抑制剂或 MAO-B 抑制剂 3. 对“开”期肌张力障碍的处理方法为：①与剂峰异动症的处理方法基本相同。②若调整药物治疗无效时，可在肌电图引导下行肉毒毒素注射治疗

第三节 帕金森病的非运动并发症风险管理

帕金森病的非运动症状涉及许多类型，主要包括睡眠障碍、感觉障碍、自主神经功能障碍和精神及认知障碍。非运动症状在整个帕金森病的各个阶段都可能出现，某些非运动症状，如嗅觉减退、快速眼球运动期睡眠行为异常（rapid eye movement sleep behavior disorder，RBD）、便秘和抑郁可以比运动症状出现得更早。非运动症状也可以随着运动波动而波动（non-motor fluctuations）。非运动症状严重影响患者的生活质量，因此在管理帕金森病患者的运动症状的同时也需要管理患者的非运动症状，见表 6-3。

表 6-3　帕金森病相关非运动并发症的风险管理

风险点	风险描述	风险管理措施
睡眠障碍	睡眠障碍是最常见的非运动症状，也是常见的帕金森病夜间症状之一。睡眠障碍主要包括失眠、RBD、白天过度嗜睡（excessive daytime sleepiness，EDS）和不宁腿综合征（restless legs syndrome，RLS）；其中约 50% 或以上的患者伴有 RBD。失眠和睡眠片段化是最常见的睡眠障碍	1. 伴 RBD 患者的处理首先是防护，发作频繁可在睡前给予氯硝西泮或褪黑素，氯硝西泮有增加跌倒的风险，一般不作为首选 2. 排除可能影响夜间睡眠的抗帕金森病药物，如司来吉兰和金刚烷胺都可能导致失眠，尤其在傍晚服用者，首先需纠正服药时间，司来吉兰需在早、中午服用，金刚烷胺需在下午 4 时前服用，若无改善，则需减量甚至停药 3.若与患者的夜间运动症状有关，主要是多巴胺能药物的夜间血药浓度过低，因此加用 DAs（尤其是缓释片）、复方左旋多巴缓释片、COMT 抑制剂能够改善患者的睡眠质量 4. 如果患者在每次服药后出现嗜睡，提示药物过量，适当减小剂量有助于改善 EDS；如果不能改善，可以换用另一种 DAs 或者可将左旋多巴缓释片替代常释剂，可能得到改善；也可尝试使用司来吉 5. 对顽固性 EDS 患者可以使用精神兴奋剂莫达菲尼 6. 帕金森病患者也常伴有 RLS，治疗优先推荐 DAs，在入睡前 2 小时内选用 DAs 如普拉克索、罗匹尼罗和罗替高汀治疗十分有效，或用复方左旋多巴也可奏效

续表

风险点	风险描述	风险管理措施
感觉障碍	最常见的感觉障碍主要包括嗅觉减退、疼痛或麻木	1. 目前尚缺乏有效措施能够改善嗅觉障碍 2. 疼痛治疗的第一步是优化多巴胺能药物 3. 由其他共病或原因引起，可以予以相应的治疗，如非阿片类（多乙酰氨基酚和非甾体类抗炎药）和阿片类镇痛剂（羟考酮）、抗惊厥药（普瑞巴林和加巴喷丁）和抗抑郁药（度洛西汀）。通常采用非阿片类和阿片类镇痛剂治疗肌肉骨骼疼痛，抗惊厥药和抗抑郁药治疗神经痛
自主神经功能障碍	最常见的自主神经功能障碍包括便秘、泌尿障碍和位置性低血压等	1. 对于便秘，摄入足够的液体、水果、蔬菜、纤维素或其他温和的导泻药，如乳果糖、龙荟丸、大黄片等能改善便秘；也可加用胃蠕动药，如多潘立酮、莫沙必利等；以及增加运动。需要停用抗胆碱能药 2. 对泌尿障碍中的尿频、尿急和急迫性尿失禁的治疗，可采用外周抗胆碱能药，如奥昔布宁、溴丙胺太林、托特罗定和莨菪碱等；而对逼尿肌无反射者则给予胆碱能制剂（但需慎用，因会加重帕金森病的运动症状）；若出现尿潴留，应采取间歇性清洁导尿，若由前列腺增生肥大引起，严重者必要时可行手术治疗 3. 位置性低血压患者应增加盐和水的摄入量；睡眠时抬高头位，不要平卧；可穿弹力裤；不要快速地从卧位或坐位起立；首选 α 肾上腺素能激动剂米多君治疗，

续表

风险点	风险描述	风险管理措施
自主神经功能障碍		且最有效；也可使用屈昔多巴和选择性外周多巴胺受体拮抗剂多潘立酮
抑郁、焦虑和淡漠	约 35% 的患者伴随抑郁，31% 的患者伴随焦虑，其中抑郁伴焦虑的类型居多。抑郁可以表现为“关”期抑郁，也可与运动症状无明确相关性	1. 治疗策略包括心理咨询、药物干预和重复经颅磁刺激 2. 当抑郁影响生活质量和日常生活时，可加用 DAs、抗抑郁药物包括 5- 羟色胺再摄取抑制剂（SSRIs）、五羟色胺去甲肾上腺素再摄取抑制剂（SNRIs）或三环类抗抑郁药（TCAs）
幻觉和妄想	帕金森病患者的精神症状，如幻觉和妄想等发生率为 13%~60%，其中视幻觉是最常见症状	1. 首先要排除可能诱发精神症状的抗帕金森病药物，尤其是抗胆碱能药、金刚烷胺和 DAs 2. 可给予对症治疗，多推荐选用氯氮平或喹硫平。其他抗精神病药由于可加重运动症状，不建议使用；对于易激惹状态，劳拉西泮和地西泮很有效 3. 所有的精神类药物都不推荐用于伴随痴呆的帕金森病患者
冲动强迫行为	主要包括：冲动控制障碍（ICDs）、多巴胺失调综合征（DDS）和刻板行为。ICDs 包括病理性赌博、强迫性购物、性欲亢进、强迫性进食等	1. 对 ICDs 的治疗可减少 DAs 的用量或停用，若 DAs 必须使用，则可尝试换用缓释剂型；托吡酯、唑尼沙胺、抗精神病药物（喹硫平、氯氮平），以及金刚烷胺治疗可能有效 2. 对 DDS 的治疗可减少或停用多巴胺能药物可以改善症状，短期小剂量氯氮平和喹硫平可能对某些病例有帮助，持续的左旋多巴灌注和丘脑底核 -DBS 可以改善某些患者的症状

续表

风险点	风险描述	风险管理措施
认知障碍和痴呆	25%~30% 的帕金森病患者伴有痴呆或认知障碍	1. 临床上首先需排除可能影响认知的抗帕金森病药物，如抗胆碱能药物苯海索 2. 若排除了药物诱发因素后可应用胆碱酯酶抑制剂，其中重酒石酸卡巴拉汀证据充分，临床有效；多奈哌齐和加兰他敏由于证据有限，被认为临床可能有效

第七章

用药教育与患者随访

一、用药教育

1. 告知患者帕金森病的基本知识

帕金森病是一种影响运动的脑部疾病，多发生在老年患者中。如果您患上了这个疾病，它会随着时间推移而加重，还可影响其他脑部功能，如学习和记忆。最初，帕金森病往往仅引起轻度症状，随着病情的加重，症状可影响患者工作或进行日常活动的能力。

帕金森病患者可能出现运动方面的困难或者障碍，如抖动（医生称之为“震颤”）、动作缓慢、僵硬或强直、失去平衡能力或行走困难；除了运动方面的问题外，还可能出现其他方面的症状：如思考问题的能力变差、出现幻觉、感到抑郁、焦虑或对日常生活的兴趣减低、出现睡眠问题，如失眠（难以入睡或维持睡眠）和白天困倦；此病甚至可导致便秘、出汗、失去嗅觉、排尿困难、吞咽困难和性功能障碍。部分帕金森病患者可能会出现“直立性低血压”，即站起来时血压突然下降，可让患者感到头晕或头重脚轻，甚至发生昏倒。

2. 告知患者帕金森病服药的必要性

帕金森病的症状复杂多样，常导致多种不同程度的功能障碍，严重影响患者的日常生活活动能力，造成生活质量下降和工作能力丧失。尽管目前现有的医疗手段无法根治帕金森病，但是积极地通过药物治疗或其他治疗方式可以延缓疾病的进展速度，改善症状，提高生活质量，可从以下方面告知患者治疗的必要性：

①告知患者药物治疗是帕金森病最主要的治疗手段。

②告知患者长期坚持按剂量正确服用药物是治疗帕金森病的关键，可有效改善症状，提高患者生活质量。

③告知患者药物常见的不良反应，使患者对服用的药物有更确切的了解。

3. 为患者进行目前治疗药物的用药指导

（1）用药日程：剂量、给药方式、时间、频次。不同剂型的药物如何使用 / 如何正确使用，如缓控释制剂等特殊剂型。

（2）规律服用，不可自行调整剂量，不可突然停药。

（3）起效时间。

（4）潜在不良反应：可能会发生的不良反应表现、出现后如何应对：观察、停药、去医院。

（5）需要定期监护的药物：检测指标（生化指标、肝肾功能等）。

（6）特殊情况下如何用药，如特殊工作（高空作业、驾驶等）。

（7）药物贮存。

（8）漏服药物的处理：通常视漏服药物时间是否超过用药时间间隔的1/2进行判断，不到一半时间可按原剂量补服，超出一半时间则不补服，下次服药时间和剂量不变，不可因漏服擅自增加下次服药剂量。

4. 帕金森病治疗的生活方式指导

（1）合理饮食：尽管大多数研究并没有发现饮食营养或其成分与帕金森病之间的确切关联，帕金森病患者饮食没有特别的要求，但研究也表明饮食不合理可能为帕金森病的风险因素。良好的营养状态应贯穿于帕金森病患者整个病程中。帕金森病患者的饮食应注意以下几点：

①饮食营养均衡，特别注意液体及纤维摄入量，结合个体化原则，积极预防体重发生很大变化。多样化食物能满足身体对各种营养的需要，也使饮食本身富于乐趣。在轻松的环境和气氛中愉快进餐，应让饮食作为一种生活享受。

②注意蛋白质的摄入，如肉类、牛奶、豆制品类。因为饮食中的蛋白质可以抑制左旋多巴（多巴丝肼片、卡左双多巴缓释片）在肠道的吸收，多巴丝肼片、卡左双多巴缓释片与蛋白质同服药物效果会减弱，白天可以低蛋白饮食，晚上可以适当增加蛋白饮食。

而且要求多巴丝肼片、卡左双多巴缓释片等药物尽量在空腹的时候服用，切记不能与高蛋白的食物同服。

③由于帕金森病患者容易出现便秘，故饮食上需注意增加饮水量和高纤维含量的食物，需多吃谷类和蔬菜瓜果，注意补充各种微量元素。

④帕金森病患者常容易发生跌倒的情况，因此应注意补充钙质，避免骨质疏松。奶类含丰富的钙质，可每天喝 1 杯牛奶或酸奶。酸奶中含有益生菌，也可改善便秘的情况。但奶制品中的蛋白质可能影响药物疗效，为了避免影响白天的用药效果，建议喝牛奶或酸奶安排在晚上睡前，与服用药物分开。

⑤饮酒、饮茶与帕金森病的相关性尚不明确，帕金森患者可适当饮酒、饮茶，但不推荐大量饮酒和饮浓茶。而且酒精和茶叶可能影响药物的治疗效果，请不要与药物同时服用。

（2）坚持适当的锻炼和日常活动：主张科学、适度的运动，可选择太极拳、步行等中低强度运动，避免过度的运动，不主张球类等剧烈运动。

（3）日常活动中一定注意安全，避免跌倒的发生。减少家中妨碍活动的物体，以降低跌倒的可能性。例如，移走散乱的地毯和杂物，确保所有的电线都被整齐地收拢到一边，防止被绊倒。

（4）由于可能会出现“直立性低血压”，即站起来时血压突然下降，会感到头晕或头重脚轻，甚至发生昏倒。因此，应避免突然改变体位，如起床、站立、转头等动作要缓慢。睡眠时抬高头位，尽量不要平躺。

（5）由于疾病或者一些药物可能导致困倦或者疲劳，因此不宜从事驾车或者操作机器等需要集中注意力的事情。

（6）养成良好的睡眠习惯，早睡早起、避免熬夜、适当午休。

（7）保持心情愉悦，尽量以平和、乐观、积极的态度生活。

二、患者随访

（1）随访周期：根据帕金森病患者的临床情况制定个体化的随访频次，若病情稳定一般可每月随访1次。

（2）随访患者用药情况：如用药依从性、药物调整情况等。

（3）随访药物治疗的效果：如帕金森病的症状是否有所改善、是否出现新的并发症等。

（4）随访药物治疗的安全性：如药物使用过程中是否出现不良反应等。

（5）随访患者相关检查、化验指标：如通常每3个月监测一次血生化、血常规等指标。

参考文献

[1] 中华医学会神经病学分会帕金森病及运动障碍学组，中国医师协会神经内科医师分会帕金森病及运动障碍学组. 中国帕金森病治疗指南（第四版）[J]. 中华神经科杂志，2020，53（12）：973–986.

[2] 苏闻，陈海波. 传承经典，与时俱进，规范和提升帕金森病整体治疗水平：写在《中国帕金森病治疗指南（第四版）》发表之际 [J]. 中华神经科杂志，2020，53（12）：969–972.

[3] 宋晓萌，孟茜，历静，等. 帕金森病患者跌倒相关因素的研究进展 [J]. 临床神经病学杂志，2020，33（1）：69–72.

[4] 中华医学会神经病学分会帕金森病及运动障碍学组，中国医师协会神经内科医师分会帕金森病及运动障碍学组. 中国中晚期帕金森病运动症状治疗的循证医学指南 [J]. 中国神经免疫学和神经病学杂志，2021，28（5）：347–360.

[5] 中华医学会神经病学分会帕金森病及运动障碍学组，中国医师协会神经内科医师分会帕金森病及运动障碍学组. 中国帕金森病早期运动症状治疗循证医学指南 [J]. 中国神经免疫学和神经病学杂志，2021，28（4）：267–279.

[6] 中华医学会，中华医学会杂志社，等. 帕金森病基层诊

疗指南（2019年）[J]. 中华全科医师杂志,2020,19(1):5–17.

[7] 中华医学会，中华医学会杂志社，等. 帕金森病基层诊疗指南（实践版2019）[J]. 中华全科医师杂志，2020，19（1）：18–26.

[8] 李淑华，陈海波. 帕金森病非运动症状研究进展及临床意义 [J]. 中华神经科杂志，2017，50（1）：71–74.

[9] Pahwa R, Factor SA, Lyons KE, et al. Practice Parameter: treatment of Parkinson disease with motor fluctuations and dyskinesia (an evidence - based review) : report of the Quality Standards Subcommittee of the American Academy of Neurology [J]. Neurology, 2006，66（7）：983 - 995.

[10] National Institute for Health and Care Excellence.National Institute for Health and Care Excellence: clinical guidelines. Parkinson's disease in adults: diagnosis and management [S]. London: National Institute for Health and Care Excellence, 2017.